高血脂
饮食养生宝典
——每天学点养生学 快乐增寿几十年——

樊蔚虹 ◎ 编著

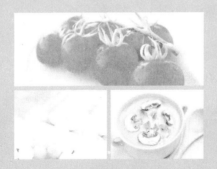

陕西出版传媒集团
陕西科学技术出版社

图书在版编目（CIP）数据

高血脂饮食养生宝典/樊蔚虹编著. —西安：陕西科学技术出版社，2012.12

ISBN 978-7-5369-5497-7

Ⅰ.①高… Ⅱ.①樊… Ⅲ.①高血脂病—食物疗法 Ⅳ.①R247.1

中国版本图书馆 CIP 数据核字（2012）第 298703 号

高血脂饮食养生宝典

出 版 者	陕西出版传媒集团　陕西科学技术出版社
	西安北大街131号　邮编　710003
	电话（029）87211894　传真（029）87218236
	http://www.snstp.com
发 行 者	陕西出版传媒集团　陕西科学技术出版社
	电话（029）87212206　87260001
印　　刷	北京建泰印刷有限公司
规　　格	710×1000 毫米　　16 开本
印　　张	19.25
字　　数	270 千字
版　　次	2013 年 5 月第 1 版
	2013 年 5 月第 1 次印刷
书　　号	ISBN 978-7-5369-5497-7
定　　价	26.80 元

版权所有　翻印必究

（如有印装质量问题，请与我社发行部联系调换）

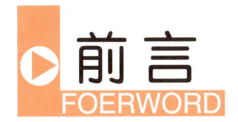

前言
FOERWORD

脂肪代谢或运转异常使血浆中的一种或多种脂类高于正常水平称为高血脂症。血浆脂类含量虽然只占全身脂类总量的极小一部分，但外源性和内源性脂类物质都需经进血液运转于各组织之间。因此，血脂含量可以反映体内脂类代谢的情况。高血脂症可直接导致动脉粥样硬化、心绞痛、心肌梗死和脑血栓、脑动脉硬化等症。可以说，高血脂是"百病之源"。

单纯通过药物调控血脂，片面追求血液检查的结果，是治标不治本的做法，既有局限性又易产生依赖性。长此以往不仅费用高，而且毒副作用大，尤其对肝肾损伤严重，停药后病情还容易反复。另外，肝、肾损伤又加剧了血脂异常波动，使患者陷入恶性循环。因此，除了根据个体不同服用药物治疗外，最直接、最有效的降血脂手段就是科学饮食，控制高脂肪、高盐分和高糖食物的摄入。

导致高血脂的原因众多，但饮食不当是主要原因，所以，想要控制高血脂，就必须从根源入手，科学饮食、合理用药才是防治高血脂的正确方法。

对于高血脂患者来说，"吃什么"、"怎样吃"是个很大的难题，本

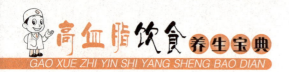

书从细节入手,以正确的饮食原则为指导,精心的为高血脂患者推荐了日常生活中的多种降脂食材,对这些有益食物的养生作用进行深入分析,并附降脂的美味食谱,让您吃的明白,轻松降脂。另外,针对高血脂的并发症,本书也进行了详细的说明,包括不同并发症的饮食原则、配餐方法及相应美食。

本书内容丰富,条理清晰,易懂实用,适合广大高血脂患者和普通人群阅读、参考。希望本书带给您健康与快乐!

编 者

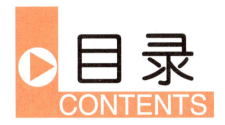

第一章 正确认识高血脂

什么是血脂	002
理想的血脂水平是多少	002
怎样才算是高血脂	002
导致高血脂的因素有哪些	003
高血脂的常见症状有哪些	004
哪些状况会加快高血脂的形成	004
易患高血脂的人群有哪些	006
高血脂的危害有哪些	006
高血脂极易引发心脑血管病	007

第二章 防治高血脂的营养攻略

三大营养成分，保持营养均衡 ········· 010
 蛋白质 ························· 010
 脂肪 ··························· 011
 糖类 ··························· 013

微量元素，降脂不可少 ··············· 015
 维生素C ······················· 015
 纤维素 ························· 016
 钙 ····························· 016
 锌 ····························· 017
 铜 ····························· 017
 锰 ····························· 018
 铬 ····························· 019
 卵磷脂 ························· 019

第三章 可降脂的谷物类

粟米 ······························· 022
玉米 ······························· 024
芝麻 ······························· 026
黄豆 ······························· 027
绿豆 ······························· 029

目 录

红豆 ………………………………………… 031
黑豆 ………………………………………… 033
蚕豆 ………………………………………… 035
芸豆 ………………………………………… 037
豌豆 ………………………………………… 038
荞麦 ………………………………………… 040
燕麦 ………………………………………… 042
麦麸 ………………………………………… 044
高粱 ………………………………………… 045
薏米 ………………………………………… 047
黑米 ………………………………………… 049

第四章 可降脂的蔬菜

蒜苗 ………………………………………… 052
海藻 ………………………………………… 054
芥蓝 ………………………………………… 055
芹菜 ………………………………………… 057
番茄 ………………………………………… 059
胡萝卜 ……………………………………… 061
冬瓜 ………………………………………… 063
芦笋 ………………………………………… 065
魔芋 ………………………………………… 067
海带 ………………………………………… 069
紫菜 ………………………………………… 071

马齿苋	073
黑木耳	074
黄豆芽	076
荠菜	078
黄瓜	080
茄子	082
洋葱	084
韭菜	086
平菇	088
香菇	089
山药	091
红薯	093
菜花	095
丝瓜	097
莴笋	099
大白菜	100
小白菜	102
菠菜	104
南瓜	106
油菜	108
银耳	109
空心菜	111
豇豆	113
土豆	115
苦瓜	117

莲藕	119
黄花菜	121
竹笋	123
卷心菜	125
生菜	126
芦荟	128
百合	130
金针菇	132
茭白	134

第五章
可降脂的水果及干果

龙眼	138
椰子	139
石榴	141
开心果	143
苹果	145
猕猴桃	147
桃子	148
梨	150
山楂	152
葡萄	154
西瓜	156
草莓	158
木瓜	160

柚子	162
柿子	164
火龙果	165
李子	167
哈密瓜	169
芒果	171
杏	172
香蕉	174
橘子	175
橙子	177
樱桃	179
荔枝	181
菠萝	182
桑葚	184
柠檬	186
橄榄	188
花生	189
栗子	191
松子	193
核桃仁	195
葵花子	197
榛子	199
杏仁	200
大枣	202

第六章

可降脂的肉类

鳕鱼	206
平鱼	208
鹌鹑	210
兔肉	211
驴肉	213
羊肉	215
鸡肉	217
鸭肉	219
带鱼	221
鲤鱼	223
黄鳝	225
鲫鱼	227
海参	229
牡蛎	231
虾	232

第七章

其他降脂食材

大蒜	236
生姜	238
脱脂牛奶	240

豆浆	241
鸡蛋	243
蜂蜜	245
橄榄油	246
绿茶	248
普洱茶	249

第八章 中药食疗茶饮

决明子	252
首乌	253
淮山药	254
荷叶	256
菊花	257
人参	258
地骨皮	260

第九章 高血脂并发症怎么吃

高血脂并发高血压饮食 …… 262
- 饮食原则 …… 262
- 营养配餐 …… 263
- 推荐美食 …… 263

高血脂并发糖尿病饮食 …… 267

饮食原则 ·················· 267

　　营养配餐 ·················· 268

　　推荐美食 ·················· 268

高血脂并发冠心病饮食 ········ 272

　　饮食原则 ·················· 272

　　营养配餐 ·················· 273

　　推荐美食 ·················· 273

高血脂并发肥胖症饮食 ········ 279

　　饮食原则 ·················· 279

　　营养配餐 ·················· 280

　　推荐美食 ·················· 281

高血脂并发肾病饮食 ·········· 286

　　饮食原则 ·················· 286

　　营养配餐 ·················· 287

　　推荐美食 ·················· 288

第一章
正确认识高血脂

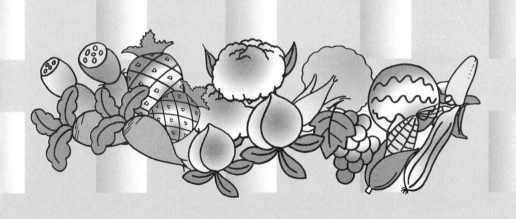

什么是血脂

血脂，又称脂质，是血液中所含脂类物质的总称，主要包括胆固醇、胆固醇脂、甘油三酯（或三酰甘油）、磷脂以及游离脂肪酸等，其中胆固醇和甘油三酯是主要成分。

理想的血脂水平是多少

血脂和脂蛋白水平的正常与异常之间缺乏清楚界限，因而确定血脂和脂蛋白过高的界限是人为确定的。按传统的看法，一般以同性别、同年龄组健康人群95%范围的数值定为该测定参数的"正常值"。

（1）以总胆固醇水平衡量，血浆总胆固醇水平的理想值小于5.20毫摩/升（mmol/L），边缘升高值为5.23～5.69毫摩/升，升高值大于5.72毫摩/升。

（2）以血中低密度脂蛋白——胆固醇（而非总胆固醇含量）水平衡量，理想值小于3.12毫摩/升，边缘升高值为3.15～3.61毫摩/升，升高值大于3.64毫摩/升。

（3）以血中三酰甘油水平衡量，其理想值低于1.70毫摩/升，升高值大于1.70毫摩/升。

怎样才算是高血脂

由于各种原因引起的血清中的胆固醇或甘油三酯水平升高所产生的疾病就是高脂血症，通俗地称为高血脂。

虽然血脂中脂质含量只是全身脂质含量的一小部分，但是却是人体所必需的物质，具有至关重要的生理功能。血脂成分由载脂蛋白运转载脂蛋白的氨基酸数目、分子量、血浆浓度、所载的脂质、合成的部位不相同,其主要功能也不同。

血脂不溶于水,与蛋白质结合成脂蛋白,在血液中循环运转。胆固醇又分为低密度脂蛋白胆固醇与高密度脂蛋白胆固醇。

高密度脂蛋白胆固醇可以看成血液中的"好分子",低密度脂蛋白胆固醇过高会引起高脂血症,堪称血液中的"坏分子"。

导致高血脂的因素有哪些

由于高脂血症患者的病因很多,目前医学界也不能完全解释清楚,目前得到证实与确定的主要有三个方面的因素:

(1) 遗传因素

一小部分的人会因为家族性高血脂症遗传而得。其余大部分都是在后天所形成的。

(2) 饮食因素

饮食因素是引起高血脂症的常见原因,绝大多数高血脂患者都是由于日常生活中对于饮食问题的疏忽或是错误的饮食方式而导致体内血脂过高,从而产生疾病。比如人们摄取高脂肪、高热量的饮食太多,平时又缺乏运动,生活无规律,导致肥胖,引起血黏度、甘油三酯和胆固醇升高。

(3) 内分泌或代谢因素

由于血液中糖、脂肪、胆固醇、蛋白质代谢紊乱,体内毒素增多,肝脏的解毒功能严重受损,心脏供血无力、血路不畅,直至导致血液中的胆固醇与脂肪含量过高形成高血脂,并伴有高血压、高血糖、高血黏等一系列疾病。近年来高血脂在世界范围内疾速流行,从它的患病率变化趋势来看,形势不容乐观,被公认为全世界的三大疾病之一。

高血脂的常见症状有哪些

（1）黄色瘤

黄色瘤可发生于眼睑部，是眼周围的一种黄色瘤斑，称为眼睑黄色瘤。发生于肌腱称为肌腱黄色瘤。发生于皮下结节状的黄色瘤好发于皮肤受压处，如膝、肘关节的伸侧和臀部。

（2）动脉粥样硬化

约60%以上的高血脂患者在40岁以前都有心绞痛等动脉粥样硬化的表现。

（3）老年环

眼角膜上出现典型的老年环，常在40岁以前发生，形如鸽子的眼睛。

本症在临床上比较多见，除家族性原因之外，更多的还是由于其他原因，如饮食不当、缺乏运动等引起，一般临床表现不典型。生化检查结果通常为胆固醇增高，甘油三酯正常或略增高。

动脉疾病容易早发冠状动脉和周围动脉疾病。常伴肥胖和血尿酸增高。大约有40%的患者可有异常的葡萄糖耐量，血糖升高。生化检查结果通常是胆固醇和甘油三酯均增高。

肌腱黄色瘤、皮下结节状黄色瘤、皮疹样黄色瘤及眼睑黄斑瘤、视网膜脂血症、动脉粥样硬化早发及发展迅速，可伴发胰腺炎、糖尿病。生化检查，甘油三酯明显增高，胆固醇大部分正常或略增高。

哪些状况会加快高血脂的形成

（1）饮食失当

饮食不节，摄食过度，或恣食肥腻甘甜厚味，过多膏脂随饮食进入人体，输布、转化不及时，滞留在血中，因而血脂升高；或是长期饮食失当,或酗酒过度,损及脾胃,健运失司,致使饮食不正归,不能化精微以营养全身,反而变生脂浊,混入血中,引起血脂升高。前者为实证,后者为虚中夹实证,这是两者之间的差异。

(2) **喜静少动**

或生性喜静,贪睡少动;或因职业工作所限,终日伏案,多坐少走,人体气机失于疏畅,气郁则津液输布不利,膏脂转化利用不及时,以致生多用少,沉积体内,浸淫血中,故血脂升高。

(3) **情志刺激**

思虑伤脾,脾失健运,或郁怒伤肝,肝失条达,气机不畅,也会导致膏脂运化输布失常,血脂升高。

(4) **年老体衰**

人老则五脏六腑皆衰,尤其以肾为主。肾主五液,肾虚则津液失其主宰;脾主运化,脾虚则饮食不归正化;肝主疏泄,肝弱则津液输布不利,三者都可能使膏脂代谢失常,引起血脂升高。如果房事过度,辛劳忧愁,也会使人未老而先衰。

(5) **体质禀赋**

父母肥胖,自幼多脂,成年以后形体更加丰腴,而阳气通常不足,津液膏脂输化迟缓,血中膏质过多。或素体阴虚阳亢,脂化为膏,溶入血中,使得血脂升高。

(6) **消渴、水肿、胁痛、黄疸、癥积等症不愈**

消渴证的基本病机属阴虚燥热,由于虚火内扰,患者常多饮多食,但饮食精微不能变脂而贮藏,人体之脂反而尽溶为膏,混入血中来补充不足,因而导致血脂升高。水肿日久,损及脾肾,肾虚不能主液,脾虚失于健运,以致膏脂代谢失常。胁痛、黄疸、癥积三者都属于肝、胆之病，肝病气机失于疏泄，影响膏脂的输布转化，胆病不能净浊化脂，都会引起血脂升高。

易患高血脂的人群有哪些

统计数据显示，以下人群容易患高脂血症：

（1）有高血脂家族史的人。

（2）肥胖者。

（3）中老年人。

（4）35岁以上长期高脂、高糖饮食者。

（5）绝经后妇女。

（6）长期吸烟、酗酒者。

（7）不爱运动者。

（8）患有糖尿病、高血压、脂肪肝病者。

（9）生活无规律、情绪易激动、精神长期处于紧张状态者。

高血脂的危害有哪些

随着生活水平的提高，人们的饮食结构发生了很大变化，人们在日常生活中大量食用含有高脂蛋白、高糖和高盐的食品，加上体力劳动与运动减少，导致高脂血症的患病率逐年升高。临床已普遍将高血压病、高脂血症、冠心病、糖尿病、脂肪肝、肥胖症等统称为"富贵病"。

血脂过高，可在血管壁上沉积，逐渐形成动脉粥样硬化斑块，"斑块"增多、增大可使血管管径变狭窄，堵塞血管或使血管内形成血栓，致使血管破裂出血。这种情况可引起冠心病、心肌梗死、脑梗死及脑出血等。

另外，高脂血症还与高血压病、脂肪肝、胆石症、糖尿病、肾脏疾病、甲状腺功能减少等疾病关系密切。

据世界卫生组织统计，全世界每年大约有1500万人死于心脑血管疾病，心脑血管疾病病死率已占各种疾病总病死率的50%。高脂血症导致的心脑血管疾病是人类高患病率、高致残率、高死亡率的"隐形杀手"。

我国现有1亿多的高脂血症患者中，虽然75%的患者无明显临床症状，具有一定的隐蔽性，但随时都有发病的可能，因此防治高脂血症的意义重大。

高血脂极易引发心脑血管病

高脂血症可引起血管内皮细胞损伤和脱落，从而引起动脉粥样硬化，大量的动物实验研究也证实，用高脂肪、高胆固醇食物喂养的动物的主动脉壁、冠状动脉壁会出现严重的粥样硬化病变。

临床试验发现，许多高血压病患者常常并发高脂血症，表现为胆固醇和三酰甘油含量较正常人明显增高，而高密度脂蛋白明显降低。高血压患者的血清脂质和脂蛋白代谢紊乱与动脉粥样硬化的发生、发展有密切的关系。高血压和高脂血症都属冠心病的主要易患因素，而且当高血压病与高脂血症两者同时并存时，冠心病的患病率远远比仅存一项者为高。

冠心病是我国城市居民致死的主要原因之一。虽然冠心病的致病因素众多，但高脂血症是导致冠心病的重要原因。所以，有人把高脂血症称为导致冠心病的"凶手"。

脑卒中俗称中风，为脑血管病，其发病突然，病情凶险，为老年人

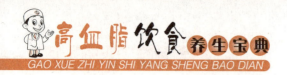

致死的常见疾病。实验研究与临床观察均已证实，脑卒中的发生与高脂血症的关系十分密切，脑血栓患者血浆高密度脂蛋白水平下降是脑血栓形成的重要因素之一。医学研究还发现，脂蛋白可促进动脉壁胆固醇的沉积，对动脉粥样硬化病变的发展有促进作用。

第二章

防治高血脂的营养攻略

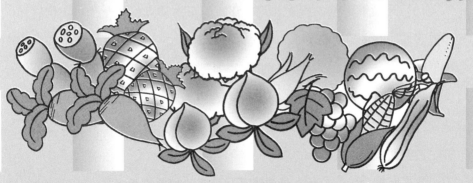

三大营养成分，保持营养均衡

蛋白质

蛋白质可分为动物性蛋白质和植物性蛋白质两种。动物性蛋白质是指肉类、蛋类、鱼类或这些食物的加工食品中所含的蛋白质，植物性蛋白质则指豆类等植物及其加工食品中所含的蛋白质。蛋白质对于人体非常重要。这是因为：

（1）蛋白质是人体细胞、各组织的重要组成成分，对人体的生长发育、组织的修复、细胞的更新等都起着极为重要的作用。

（2）蛋白质是人体内酶、激素、抗体的重要原料。如果没有充足的蛋白质，各种酶、激素、抗体不能合成，会导致人体机能及代谢紊乱，如胰岛素就是由蛋白质构成的。

（3）通过葡萄糖的异生作用，58%的蛋白质可以转化为糖。但这不是蛋白质的主要功能。

（4）参与蛋白质生物合成的20种氨基酸，大部分人体可以自身合成。但其中有8种必需氨基酸人体不能自身合成，必须从食物蛋白质中获得。这8种氨基酸是赖氨酸、色氨酸、苯丙氨酸、亮氨酸、异亮氨酸、苏氨酸、蛋氨酸、缬氨酸。

高血脂患者的饮食，我们强调要尽量多吃植物性蛋白质。一般高血脂患者每日每千克体重应摄入蛋白质1克，但是病情控制不好或消瘦者，可将每日摄入的蛋白质增至1.2~1.5克；如果患者的体重为60千克，那么每日需摄取60克蛋白质或70~90克蛋白质，这些蛋白质中，1/3应该来自优质蛋白，如牛乳、鸡蛋、猪的精瘦肉、各种大豆等。高血脂患者如果为儿童，蛋白质的需要量应该以每千克体重摄入2~3克为准，妊娠4个月后的高血脂孕妇患者，每日摄入的蛋白质应比普通高血脂患者增加15~25克。

脂 肪

脂肪是人体不可缺少的能量来源，平时储备在脂肪组织中，不释放能量。在饥饿或血中葡萄糖浓度过低时，才将其能量释放出来，供机体利用。1克脂肪可产生38千焦能量，是糖类和蛋白质的2倍以上。

因为脂肪是人体进行生命活动的主要来源之一，以前人们传统观念认为，脂肪摄取越多越好，但是近几年研究发现，脂肪并不是进食越多越好，尤其是高血脂患者，更应该控制脂肪的摄取量，原因有以下几点：

（1）影响蛋白质及碳水化合物的摄入量。脂肪摄入增多，必然减少蛋白质及碳水化合物的摄取，而脂肪转化为糖的比例相对较低，所以易发生低血糖。

（2）脂肪的摄入量与动脉粥样硬化的发生发展有着密切关系。

由此看来，高血脂患者必须控制脂肪的摄入量，尤其肥胖的高血脂患者更应严格限制，每日总量不得超过40克（包括主食与副食中所含的脂肪）。消瘦患者，由于碳水化合物限量，热量供应受到影响，可以适当增加脂肪摄入量，一般可控制在每日50克左右。一般糖尿病患者，每日脂肪摄入量可占总摄入量的20%～30%，即每日40～60克，而且最好增大植物脂肪的比例。

对高血脂患者来说，脂肪过多并不是一件好事，高血脂患者应减少脂肪的摄入，一般不宜超过每日每千克体重1克。但是，这并不是说脂肪摄入越少越好，因为：

（1）脂肪是人体结构的重要材料。体内脂肪组织有保护和固定内脏器官的作用，当受到外力冲击时，脂肪起缓冲作用。

（2）皮下脂肪可以滋润皮肤，并防止体温的过度耗散。

（3）人体对维生素A、维生素D、维生素E等的吸收，必须要有脂肪的参与。如果肠道内作为食物的脂肪太少甚至没有，会造成这些维生素吸收障碍，从而导致维生素缺乏。

（4）必需脂肪酸是细胞的重要成分，缺乏时可影响细胞的更新。

（5）脂肪中的胆固醇在人体也有不可缺少的功能。

（6）脂肪作为机体的能量贮备，分解时产生的热量大，是某些情况下人体不可缺少的能量来源。

（7）脂肪还能改善食物的味道，增加饱腹感，减少食量。

因此高血脂患者要少吃脂肪，但是不是说越少越好，而应该是摄取一定量的脂肪，一般脂肪的日摄入量应占总热量20%～35%，有时候甚至更低，若按体重计算，不宜超过1克/千克。因为如果摄取的脂肪量过多，进入体内脂肪就会过多，脂肪在体内沉积，导致血液中的胆固醇与脂肪的含量过多，从而产生高血脂，也会引发中风、心血管疾病以及动脉粥样硬化等疾病，对人体的健康与生命造成极大威胁。而伴有肥胖症的高血脂患者就更应该严格限制脂肪的摄入，每日不宜超过40克。消瘦患者由于碳水化合物限量，热量来源不足，可相应提高脂肪摄入

第二章 防治高血脂的营养攻略

量。脂肪日用量 100 克为高脂肪饮食，50 克为低脂肪饮食。为预防动脉硬化，最好选用植物油，忌用胆固醇高的动物脂肪。

糖 类

糖类是人体的主要能源物质，可分为三类：单糖、双糖、多糖。

单糖的特点为甜度大，吸收速度快，食后迅速由消化道吸收进入血液，包括葡萄糖、果糖和半乳糖。

双糖由一分子的葡萄糖与另一分子的单糖组成，食后也很快进入血液，如蔗糖、麦芽糖等。

高血脂患者如果进食过多的糖类，除了保证人体生命活动必须的糖类外，剩余过多的糖类，就会储存在体内，沉积起来，变为脂肪，使得人体变得肥胖，而肥胖又恰恰是高血脂最忌讳的，很多高血脂病都是由于身体太多肥胖而导致的，因此高血脂患者应当严格控制糖分的摄取。但是食物中还有一种多糖叫食物纤维。研究发现经常吃含较多食物纤维膳食的高血脂患者，身体内胆固醇与脂肪的水平低于不食用食物纤维的人，这是因为食物纤维能促进体内胆固醇与脂肪的消化，将胆固醇与脂肪排出体外，从而降低了体内胆固醇与脂肪的沉积量。

食物纤维虽属于多糖，但它不能供给人体热能，却起着其他糖类所不具备的作用：

（1）进食含食物纤维较多的食物，需较长时间的咀嚼，可以延缓胃的排空，增加饱腹感，减少摄入量。

（2）食物纤维可抑制胰岛素的释放，促进胆固醇从体内较快排出。

（3）食物纤维的亲水性可使粪便软化，便于排空，能预防便秘、阑尾炎、溃疡性结肠炎、痔疮及结肠癌。

（4）有的食物纤维如燕麦麸，能降低淀粉酶的活性，从而延缓糖的吸收速度。

（5）食物纤维对糖尿病的合并症，如动脉粥样硬化性病变引起的缺血性心脏病、肠功能紊乱、高血脂症、中风等有一定作用。

因此，高血脂患者在饮食过程中应多选用一些富含食物纤维的食物，对改善病情十分有益。食物纤维每日摄入量应不低于25克。

第二章 防治高血脂的营养攻略

微量元素，降脂不可少

维生素C

● 功能

预防感冒，抗氧化，促进胶原蛋白形成，消除压力，降低血压，预防黑斑产生，减少低密度脂蛋白及三酸甘油酯含量，增加高密度脂蛋白含量。

● 维生素C对血脂的影响

（1）促进胆固醇降解、转为胆汁酸，从而降低血清总胆固醇TC水平。

（2）增加脂蛋白脂酶的活性，加速血清LDL-C及TG降解，从而降低血清甘油三酯（TG）水平。

● 食物来源

新鲜水果蔬菜，如大枣、刺梨、草莓、山楂、土豆、番茄、荔枝、柑橘、龙眼、枸杞子等。

● 营养小叮咛

维生素C易溶于水，不耐热，在空气中易氧化，遇碱性物易被破坏，在食品加工时要注意这些特性，以避免或减少维生素C的丧失。

纤维素

● 功能

预防大肠癌，降低血脂，防治便秘、痔疮，减轻体重，减缓血糖上升。

● 纤维素对血脂的影响

（1）具有保水作用，使粪便湿润柔软，迅速排除于体外，减缓葡萄糖与胆固醇的吸收。

（2）纤维质可与人体内的胆酸及胆盐结合，加速将其排出体外，降低血中胆固醇含量，并在十二指肠中延缓胆酸和脂肪的结合，干扰胆固醇被人体吸收。

● 食物来源

粗粮、麦麸、蔬菜、黑木耳、豆类等。

● 营养小叮咛

纤维素摄取过多会产生胀气，干扰矿物质吸收，尤其老人与儿童食用时更要注意分量。

钙

● 功能

强化消化力，构成骨骼成分，减少胆固醇来源，改善血管弹性，保护心血管健康。

● 钙对血脂的影响

（1）帮助人体每日多排泄饱和脂肪酸，这样就能使胆固醇总量下降。

（2）使低密度脂蛋白下降，令高密度脂蛋白水平维持正常，从而降低高血脂的发病率。

第二章 防治高血脂的营养攻略

●食物来源

豆类及豆类制品、牛奶及奶制品。

●营养小叮咛

当膳食中的钙不能满足人体所需,并引起中度或严重缺钙时,才需要服用一些钙制剂。同时要注意错误的饮食习惯引起的钙流失。

锌

●功能

促进骨骼成长,预防骨质疏松症,稳定血糖,帮助胆固醇下降,加速伤口复原,增强免疫力,促进男性性功能。

●锌对血脂的影响

锌参与人体内血脂代谢,可调节出现的异常反应,对血脂代谢有重要影响。

●食物来源

谷类、种子类、核果类、豆类、乳制品、牡蛎、肝脏、牛肉、蟹。

●营养小叮咛

通常蛋白质含量较高的食物,其含锌量都比较高。因此在摄取锌时,首选海产品、瘦肉类食物。

铜

●功能

保持血管弹性,减少脂质氧化。

● 铜对血脂的影响

> 铜是负责胆固醇和糖分代谢酶的重要组成，可消除血中三酰甘油酯及胆固醇的浓度，保持血管弹性，同时发挥抗氧化作用，避免血管破损造成胆固醇附着。

● 食物来源

坚果类、谷类、豆类、蔬菜、动物肝脏等。

● 营养小叮咛

饮食中高浓度的铜可降低肠对锌的吸收，所以每天食用富含铜元素的食物不宜过多。

锰

● 功能

促进骨骼生长，改善造血功能，降低血糖、血脂。

● 锰对血脂的影响

> 锰构成骨骼及其他结缔组织，活化脂肪代谢酶，促进脂肪及胆固醇的转化、输送及排出。

● 食物来源

莴苣、干菜豆、糙米、核桃、麦牙、赤糖蜜、花生、土豆、大豆、小麦、葵花子、大麦以及肝等。

● 营养小叮咛

虽然锰在人体中作用不小，但人对锰的需求量是很微小的。专家建议每人每日摄取锰的含量为2~3毫克。

第二章 防治高血脂的营养攻略

铬

● 功能

降低血压，维持血糖正常值，减少低密度脂蛋白及三酸甘油酯含量。

● 铬对血脂的影响

铬可提高胰岛素活性，调节脂类代谢、降低总胆固醇和三酸甘油酯含量，减少脂质沉积，因而减少冠心病、高血脂症及动脉硬化等疾病的发生。

● 食物来源

啤酒酵母、全谷类、新鲜蔬果、鱼及甲壳类、肉类、葵花子油及乳制品。

● 营养小叮咛

铬存在于麦胚、麦皮、未精制多糖和酵母中，而进食精制的糖类（蔗糖、葡萄糖等）仅能补充少量的铬，所以人体会动用体内储存的铬到血浆中去，从而导致铬含量的减少，因此患者应通过食用未经精制的健康食物来补充铬元素。

卵磷脂

● 功能

既是肝脏的保护神，又是血管的"清道夫"，它存在于每个细胞之中，更多的是集中在脑及神经系统、血液循环系统、免疫系统以及肝、心、肾等重要器官之中。

● 卵磷脂对血脂的影响

　　卵磷脂具有乳化、分解油脂的作用，可增进血液循环，改善血清脂质，清除过氧化物，使血液中胆固醇及中性脂肪含量降低，减少脂肪在血管内壁的滞留时间，促进粥样硬化斑的消散，防止由胆固醇引起的血管内膜损伤。

● 食物来源

　　大豆，蛋黄，牛奶，动物的脑、骨髓、心脏、肺脏、肝脏、肾脏及酵母。

● 营养小叮咛

　　卵磷脂以丰富的形态存在于自然界的食物当中，如果能摄取足够种类的食物，就不必担心会有缺乏的问题，同时也不需要额外补充卵磷脂的营养品。

第三章

可降脂的谷物类

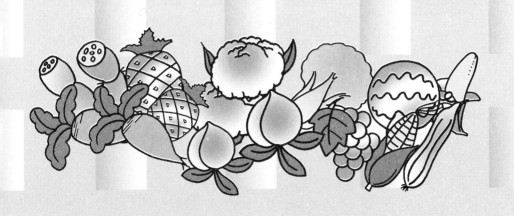

粟米 Su Mi

加强脂肪和能量代谢

降脂关键词：镁、B 族维生素

（1）粟米中富含多种矿物质，镁的含量十分丰富，能够降低血液中的胆固醇含量，降低血脂。

（2）粟米中 B 族维生素的含量也较高，在脂肪代谢中起着重要作用，能够加强脂肪和能量代谢，减少血液中脂肪和胆固醇的含量。

食材小档案

【性味归经】味甘、咸，性凉；归肾、脾、胃经。
【用量】每天宜吃 70 克。
【食用人群】一般人均可食用。

养生常谈

粟米中缺少一些必需氨基酸，所以在食用时若与豆类、大米、面条等搭配吃，可以弥补它的不足。粟米不宜与杏仁同食。

其他功效

促进内分泌 粟米脂肪中的维生素 E 含量较高，有益于促进人体内分泌活动。

第三章 可降脂的谷物类

软化血管 长期食用粟米，可降低血中胆固醇并软化动脉血管，是动脉硬化症、冠心病、高血压、脂肪肝、肥胖症患者和老年人的理想食物。

推荐降脂食谱

粟米粥

【原料】粟米100克。

【做法】

①把粟米淘洗干净，放入锅中，加入适量清水，以大火煮。

②待水煮开后，转小火，继续熬煮至粥黏稠即可。

粟米鸡肝粥

【原料】雄鸡肝1具，菟丝子15克，粟米100克，精盐5克，料酒10克，味精、酱油各2克。

【做法】

①将雄鸡肝去鸡胆，清洗干净，切成极薄片，放入碗中，加料酒、酱油拌匀，腌制入味；菟丝子用清水洗净，沥干水分，切成碎末。

②将粟米用温水浸软后，再用冷水淘洗干净，倒入煮锅，加水适量，置于旺火上煮沸，加入菟丝子、鸡肝片共煮粥，米将煮熟时，再放入精盐、味精调味，煮一两沸，即可食用。

玉米 Yu Mi

降血脂、降胆固醇

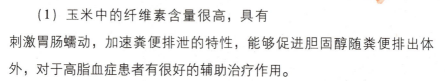

降脂关键词：纤维素、亚油酸

（1）玉米中的纤维素含量很高，具有刺激胃肠蠕动，加速粪便排泄的特性，能够促进胆固醇随粪便排出体外，对于高脂血症患者有很好的辅助治疗作用。

（2）玉米中亚油酸的含量高达60%以上，它和玉米胚芽中的维生素E协同作用，可降低血液中的胆固醇浓度并防止其沉积于血管壁。因此，玉米对冠心病、动脉粥样硬化、高血脂等都有一定的预防和辅助治疗作用。

食材小档案

【性味归经】味甘，性平；归胃、肾经。

【用量】每天宜吃70克。

【食用人群】玉米适宜干眼病、气管炎、皮肤干燥、白内障、肾炎水肿、肝硬化腹水、膀胱炎、尿道炎患者食用。

● 养生常谈

（1）玉米含有大量淀粉，虽然可以把它作为米饭的替代品，但也不宜过量摄取。

（2）吃玉米时应把玉米粒的胚尖全部吃掉，因为玉米的更多营养都集中在胚尖中。

第三章 可降脂的谷物类

● 其他功效

防治便秘、肠炎 玉米中的维生素 B_6、烟酸等成分，具有刺激胃肠蠕动、加速粪便排泄的特性，可防治便秘、肠炎、肠癌等。

延年益寿、美容 玉米胚尖所含的营养物质能够增强人体新陈代谢、调整神经系统功能，从而延缓皱纹产生。

推荐降脂食谱

玉米山药粥

【原料】玉米 30 克，山药 20 克，白糖适量。

【做法】

①山药蒸熟后去皮，切成小丁块。

②玉米碎为渣，加水适量，武火煮开后小火熬煮，将熟时入山药、白糖，共煮成粥。

玉米番茄汤

【原料】玉米粒 150 克，番茄半个，葱花适量。高汤 2 大碗，精盐适量，味精 1 小匙，香油少许。

【做法】

①玉米粒洗净，捣破皮（不能捣得太细）备用。

②番茄洗净，去皮，切小方粒备用。

③锅内放入高汤、玉米粒煮沸，再放入番茄、精盐、味精，待再次煮沸，关火，舀入碗中。

④撒上葱花，淋少许香油即可。

芝麻 Zhi Ma

调节胆固醇，防治高血脂

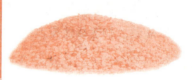

降脂关键词：花青素、镁

（1）黑芝麻中含有花青素，它是黑芝麻皮中的一种黑褐色色素，正是这种成分能够阻止自由基的产生，起到防治动脉粥样硬化及高血脂的作用。

（2）芝麻中的镁含量很高，能够降低血液中的胆固醇含量，从而降低血脂。

食材小档案

【性味归经】味甘，性平；归肝、肾、肺经。

【用量】每天宜吃20克。

【食用人群】一般素食者及脑力工作者更应多吃黑芝麻，而患有慢性肠炎、便溏腹泻者忌食，男子阳痿、遗精者忌食。

● 养生常谈

芝麻仁外面有一层硬膜，碾碎后食用营养吸收才更充分。芝麻与柠檬同食，可使脸色红润，预防贫血。

● 其他功效

养发护发 芝麻中所含丰富的卵磷脂可以防止头发过早变白和脱落，保持发乌秀美。

延缓衰老 芝麻中含有的维生素E具有较强的抗氧化作用，可以阻止体内产生过氧化脂质，维持含不饱和脂肪酸比较集中的细胞膜的完

第三章 可降脂的谷物类

整性和正常的生理功能,也可防止体内其他成分受到脂质过氧化物的伤害,减少体内脂褐质的积累,从而起到延缓衰老的作用。

推荐降脂食谱

桃仁牛奶芝麻糊

【原料】核桃仁30克,牛奶300毫升,黑芝麻20克,白糖适量。

【做法】

①先将核桃仁、黑芝麻放小磨中磨碎。

②然后将之与牛奶调匀,放入锅中煮沸,加适量白糖调味即可。

芝麻冰糖饮

【原料】黑芝麻、冰糖各适量。

【做法】

①把黑芝麻拣去杂质,淘洗干净,然后炒熟,研磨成芝麻末;冰糖碾成粉状。

②然后把黑芝麻末和冰糖粉一起放入大碗里,冲入150毫升左右的开水,搅拌均匀即可服食。

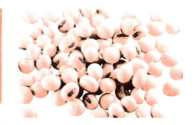

HuangDou 黄豆

防治高脂血症的理想食品

降脂关键词:植物固醇、大豆蛋白质

(1)黄豆含有丰富的植物固醇,植物固醇进入人体后,在肠道与

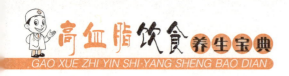

胆固醇竞争，可较多地被吸收，从而降低了人体对胆固醇的吸收。

（2）黄豆中的大豆蛋白质能明显地改善和降低血浆胆固醇、三酰甘油和低密度脂蛋白，但对高密度脂蛋白却基本没有影响，能够很好地降低高血脂的患病概率。

食材小档案

【性味归经】味甘，性平；归脾、胃经。
【用量】每天宜吃40克。
【食用人群】适宜更年期综合征、骨质疏松等人食用；消化功能不良以及有慢性消化道疾病的患者应少食；肝肾器官有疾患时，宜少吃或不吃黄豆。

● 养生常谈

食用黄豆制品时应注意与含蛋氨酸丰富的食品搭配使用，如米、面等粮谷类和鸡、鸭、鸽、鹌鹑等蛋类食品，这样可以提高黄豆蛋白质的利用率。

● 其他功效

改善大脑机能 黄豆中所含的卵磷脂是大脑细胞重要的组成部分，常吃黄豆对增强和改善大脑机能，缓解更年期综合征有重要的功效。

预防缺铁性贫血 黄豆含铁量多，并且易为人体吸收，对儿童生长发育及预防缺铁性贫血非常有益。

推荐 降脂 食谱

魔芋烩黄豆

【原料】黄豆、魔芋各20克，白萝卜、笋各10克，酱油、醋、米

第三章 可降脂的谷物类

酒、白糖各适量。

【做法】

①先将黄豆浸泡3小时,其余食材洗净,切小丁。

②将所有处理好的食材混合,加调料拌匀。

③置锅中小火炖煮2个小时即可。

黄豆核桃粥

【原料】黄豆300克,白及10克,核桃仁10个,大米、白糖适量。

【做法】

①先将黄豆、白及炒熟,碾成粉。

②用开水浸泡核桃仁,5分钟后捞出,与浸泡一夜的大米混在一起碾碎,放入小盆里,加水五六杯,充分浸泡后用纱布过滤。

③将汁倒入锅内,加水3杯,倒进黄豆、白及粉搅匀,煮成糊状,加白糖即成。

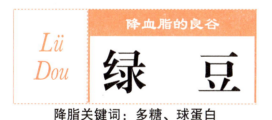

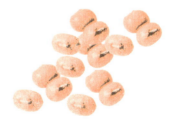

降脂关键词:多糖、球蛋白

(1)绿豆中的多糖成分,具有增强血清脂蛋白酶活性的作用,可使脂蛋白中的甘油三酯水解,从而达到降低血脂的目的。

(2)绿豆中的球蛋白成分,可促进动物体内胆固醇在肝脏分解成胆酸,加速胆汁中胆盐排出,降低小肠对胆固醇的吸收。

食材小档案

【性味归经】味甘，性凉；归心、胃经。

【用量】每天宜吃 40 克。

【食用人群】尤其适宜中毒者、眼病患者、高血压患者、高血脂患者、水肿患者食用。

养生常谈

不论煮食还是制成绿豆粉，应同绿豆外皮一起服用，因绿豆外皮的降脂成分（纤维素）比绿豆肉更丰富。

其他功效

缓解痤疮 绿豆可以作为外用药，如果得了痤疮，可以把绿豆研成细末，煮成糊状，在就寝前洗净患部，涂抹在患处。

解毒 绿豆蛋白、单宁和黄酮类化合物可与有机磷农药、汞、砷、铅化合物结合形成沉淀物，使之减少或失去毒性，并不易被胃肠道吸收。

推荐降脂食谱

绿豆黄瓜粥

【原料】绿豆 45 克，黄瓜 100 克，粳米 150 克，植物油 30 克，葱花少许，精盐、味精适量。

【做法】

①将绿豆泡在清水中约 4 小时备用。

②黄瓜洗净，切丁备用。锅置火上，倒入植物油，油热后，放入葱花煸炒出香味，倒入黄瓜丁煸炒，待其将熟时，放入精盐、味精炒匀即离火。

③粳米洗净,与泡好的绿豆一同放入锅内,倒入适量清水,置武火上煮,水沸后,改文火继续煮至米开花豆烂时,将黄瓜菜拌入,搅匀即离火。

香甜绿豆沙

【原料】绿豆60克,白糖适量。

【做法】

①将绿豆洗净,先用清水泡软,然后倒入锅内煮烂。

②将煮烂的绿豆用榨汁机打碎,再倒入锅内煮开。

③等绿豆软烂,再加入适量白糖调味,稍煮片刻就可以了。

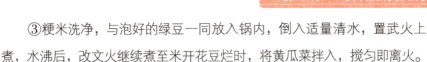

红豆
Hong Dou

消脂减肥,降胆固醇

降脂关键词:石碱酸、纤维素

(1)红豆的"石碱酸"成分,可增加肠胃蠕动、减少便秘,抑制胆固醇的吸收、降低血脂。

(2)红豆中的纤维素可阻止人体对糖分的吸收,从而减少在体内积聚的脂肪的含量,起到消脂减肥的作用。

食材小档案

【性味归经】味甘、酸,性寒;归心、小肠经。

【用量】每天宜吃50克。

【食用人群】红豆适合水肿患者、哺乳期妇女食用,红豆有利尿功能,尿频的人忌食,正常的人也不宜久食或一次食用过量。

养生常谈

红豆粉被日本人当作美容佳品,因为其细微的颗粒可以充分渗入毛孔,清除面部脏污,同时兼具按摩肌肤的作用。经常使用它清洁面部,能令脸色红润、白皙、有光泽。

其他功效

利尿、解酒解毒 红豆含有一种皂角苷成分,可刺激肠道,有良好的利尿、解酒、解毒作用。

增强机体免疫功能 红豆含丰富的蛋白质、微量元素,有助于增强机体的免疫功能,提高抗病能力。

推荐降脂食谱

莲子百合红豆沙

【原料】红豆50克,莲子30克,百合10克,陈皮、冰糖各适量。

【做法】

①先洗干净红豆、莲子、百合,再用清水泡浸2小时。

②锅内加水烧开,把红豆、陈皮、莲子、百合放入锅中煮。

③煮开后用中火煲2小时,最后用大火煲至红豆起沙(但还有适量水分),就可以加糖调味了。

红豆荸荠煲乌鸡

【原料】净乌鸡半只,红豆50克,大枣5颗,荸荠适量,生姜、葱各少许,高汤、料酒、胡椒粉、精盐、味精各适量。

【做法】

①将红豆用温水泡透,净乌鸡半只剁成块,荸荠、生姜去皮切片,

第三章 可降脂的谷物类

葱切段。

②锅内烧水,待水开时,投入乌鸡,用中火煮3分钟,捞起冲净。

③将红豆、乌鸡块、大枣、荸荠、生姜放入沙锅,再注入高汤、料酒、胡椒粉,加盖,用中火煲开,再改小火煲约2小时,调入精盐、味精,继续煲15分钟,最后撒上葱段即可。

Hei Dou 黑豆

抑制机体吸收胆固醇

降脂关键词:植物固醇、皂苷

(1)黑豆所含的植物固醇不仅不易被人体吸收,而且能抑制人体对胆固醇的吸收,降低胆固醇在血液中的含量,对心血管有很好的保护作用。

(2)黑豆中的皂苷,可抑制脂肪吸收,并促进其分解,可有效预防肥胖,从而辅助治疗高血脂。

食材小档案

【性味归经】味甘,性平;归脾、肾经。

【用量】每天宜吃20克。

【食用人群】适宜脾虚水肿、脚气、浮肿、体虚之人及小儿盗汗、自汗者食用;老人肾虚耳聋、小儿夜间遗尿者、妊娠腰痛或腰膝酸软、白带频多、产后中风、四肢麻痹者亦可食用。小儿不宜多食。

养生常谈

过度加热之后,黑豆中部分营养成分会被高温分解掉,所以烹制黑豆时应注意火候。

其他功效

防止便秘 黑豆中粗纤维含量高达4%,常食黑豆,可以为人体提供丰富的粗纤维,促进消化,防止便秘发生。

易消化吸收 黑豆蛋白质的氨基酸组成和动物蛋白相似,其赖氨酸丰富并接近人体需要比例,因此容易消化吸收。

推荐降脂食谱

鲫鱼黑豆汤

【原料】鲫鱼1条,黑豆100克,大枣6颗,生姜数片,精盐适量。

【做法】

①把鲫鱼宰好洗净后,放入烧热的油锅中,炸至微黄,加入一碗清水略煮片刻。

②黑豆洗净;大枣去核,洗净备用。

③将鱼与汤汁一同放入瓦罐内,投入处理好的黑豆、大枣与姜片,向瓦罐内注入6碗清水,小火煲至黑豆烂熟后,捞去鱼骨,用精盐调味即可。

黑豆鱼尾汤

【原料】黑豆50克,鱼尾500克,生姜20克,精盐6克。

【做法】

①先将鱼尾洗净,生姜去皮。

②砂煲内烧水,待水沸时煲净鱼尾的血水。

③将黑豆、鱼尾、姜放入砂煲内,加入清水,煲2小时后调入精盐即可食用。

第三章　可降脂的谷物类

蚕豆 Can Dou

预防心血管类疾病

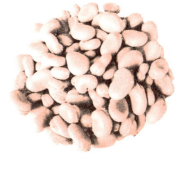

降脂关键词：镁、蛋白质

（1）蚕豆富含镁，能够降低血液中的胆固醇含量，降低血脂。

（2）蚕豆中蛋白质丰富，其蛋白不含有胆固醇，可以提高食品营养价值，预防心血管疾病。

食材小档案

【性味归经】味淡，性寒；归脾、胃经。

【用量】每天宜吃30克。

【食用人群】适宜体虚之人、青少年、高血脂患者食用；对蚕豆过敏的人不宜食用；糖尿病患者不宜食用；消化不良者应慎食。

● 养生常谈

极少数人在食入蚕豆或吸入其花粉后，可发生急性溶血性贫血，应引起注意。另外，蚕豆不能生吃，易引起腹胀。

● 其他功效

促进骨骼发育　蚕豆中的钙，有利于骨骼对钙的吸收与钙化，能促进人体骨骼的生长发育。

增强记忆力　蚕豆中含有丰富的磷脂和胆碱，而磷脂是大脑和神经组织的重要组成成分，有增强记忆力和健脑的功效。

推荐降脂食谱

蚕豆炒虾仁

【原料】鲜蚕豆150克，小虾350克，鸡蛋1个，葱3段，姜2片，胡椒粉少许，料酒1大匙，水淀粉1大匙，鲜汤、精盐、鸡精各适量。

【做法】

①将小虾剥成虾仁，洗净；蚕豆去皮掰成两半，洗净，煮熟后再过冷水；鸡蛋磕破一个小孔，取蛋清；葱洗净，切片；用鸡精、精盐、适量水淀粉、料酒和鲜汤兑成汁。

②将虾仁用葱片、姜片、精盐、鸡精、胡椒粉、料酒拌匀腌一下，浆上水淀粉和蛋清糊。

③炒锅内放入适量植物油，将蚕豆迅速翻炒后，放入拌好的虾仁，再翻炒几下，将兑好的汁倒入，汁开后翻匀即可。

雪菜蚕豆汤

【原料】蚕豆150克，雪里蕻350克，葱3段，姜2片，料酒1大匙，鸡汤、鸡精、芝麻油各适量。

【做法】

①将雪里蕻（腌好的）洗净，切成末；鲜蚕豆去皮，加工成蚕豆瓣后洗净；葱、姜洗净，切丝待用。

②坐锅点火放入清水，水开后倒入蚕豆瓣煮熟，捞出放入盘中。

③锅内放入适量植物油，大火烧至三四成热时，放入葱丝、姜丝、雪里蕻末煸炒片刻，加入料酒、鸡汤、鸡精拌匀。

④待烧开后改用小火煮5分钟，再倒入蚕豆瓣，淋入适量芝麻油即可。

第三章 可降脂的谷物类

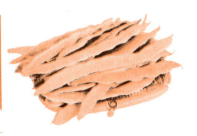

Yun Dou 辅助治疗高血脂

芸 豆

降脂关键词：钾、镁、皂苷

（1）芸豆是一种高钾、高镁、低钠的食品，能够降低血液中的胆固醇含量，降低血脂，而且还能够抑制身体对胆固醇的吸收，对于高脂血症患者有很好的辅助治疗作用。

（2）芸豆中的皂苷类物质能降低脂肪吸收功能，促进脂肪代谢。

食材小档案

【性味归经】味甘、平，性温；归胃、肾经。
【用量】每天宜吃50克。
【食用人群】适宜肥胖者、免疫力低下者食用；消化功能不良或有慢性消化道疾病的人应尽量少食。

● 养生常谈

芸豆子粒中含有一种毒蛋白，须在高温下才能被破坏，所以食用芸豆必须煮熟、煮透，以免引起中毒。

● 其他功效

提高免疫力 芸豆含有多种球蛋白等独特成分，可以提高人体免疫功能，增强抗病能力。

抑制肿瘤 芸豆还含一些独特成分，可激活淋巴T细胞，促进脱氧核糖核酸合成等功能，对肿瘤细胞的发展有一定的抑制作用。

推荐降脂食谱

话梅煮芸豆

【原料】芸豆200克,话梅4颗。

【做法】

①芸豆洗净后,加适量清水浸泡12小时。泡的时间尽量长一些,容易煮熟。

②将芸豆和话梅一同煮熟。可根据口味放些冰糖,晾凉后即可食用。

芸豆鸡蛋

【原料】芸豆300克,鸡蛋2个,植物油、葱、酱油、精盐各适量。

【做法】

①将芸豆切成丁(很小的小块)。

②锅中放油,以葱烹锅,将酱油、芸豆入锅翻炒,加入适量水。

③待开锅后加精盐,煮至芸豆熟后,打鸡蛋于滚开的锅里,翻一下出锅即可。

Wan Dou 豌豆

排钠降脂,预防动脉硬化

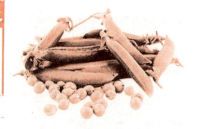

降脂关键词:粗纤维

豌豆中粗纤维含量较丰富,能够增加粪便体积和肠蠕动,促进胆固醇从粪便中排出,与胆酸或其他脂质结合,可减少胆固醇的吸收。

第三章 可降脂的谷物类

食材小档案

【性味归经】味甘，性平；归脾、胃经。

【用量】每天宜吃50克。

【食用人群】有脚气及下肢浮肿的人适宜食用豌豆苗。

养生常谈

豌豆加碱煮食易破坏其中所含的维生素等营养成分，故烹调豌豆时不宜加碱。

其他功效

防止便秘 豌豆中的膳食纤维能促进大肠蠕动，保持大便通畅，可以防止便秘。

抗菌消炎 豌豆中含豌豆素、止杈酸、赤霉素和植物凝素等物质，具有抗菌消炎、增强新陈代谢的功能。

推荐降脂食谱

豌豆烧鲜菇

【原料】豌豆150克，鲜蘑菇50克，葱花、精盐、鸡精、水淀粉、植物油各适量。

【做法】

①豌豆粒洗净；鲜蘑菇去根，洗净，撕成小片。

②炒锅置火上，倒入植物油，待油温烧至七成热时，炒香葱花，放入蘑菇和豌豆粒翻炒均匀，盖上锅盖。

③烧至豌豆粒熟透时，用精盐和鸡精调味，水淀粉勾芡即可出锅。

凉拌豌豆

【原料】豌豆200克，麻油、精盐、味精各适量。

【做法】

①先将豌豆洗净。

②入沸水中烫熟，捞出沥水，然后放精盐、味精、麻油，拌匀即成。

荞麦 Qiao Mai

预防动脉硬化

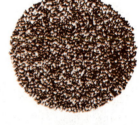

降脂关键词：镁、黄酮

（1）荞麦中镁的含量较高，能促进人体纤维蛋白溶解，使血管扩张，抑制凝血酶的生成，有利于降低血清胆固醇，可辅助治疗高血脂。

（2）荞麦中含有大量黄酮类化合物，如芦丁等，能降低血脂，扩张冠状动脉，增强冠状动脉血流量。

食材小档案

【性味归经】味甘，性凉；归脾、胃、大肠经。

【用量】每天宜吃50克。

【食用人群】适宜高血脂、糖尿病、高血压患者食用；脾胃虚寒、消化功能不佳、经常腹泻的人不宜食用。

养生常谈

荞麦不宜与羊肉同食，因为荞麦能清热敛汗，而羊肉性热，二者的食性相反，同食均不能充分发挥各自应有的营养功效。

第三章 可降脂的谷物类

● 其他功效

抗氧化 苦荞中含有硒元素,有抗氧化和调节免疫的功能。

预防心血管疾病 荞麦含有较多的无机盐,尤其是磷、铁、镁等,具有保护血管和抗血栓形成的作用,常食荞麦有助于预防和治疗冠心病、脑卒中等心脑血管疾病。

推荐降脂食谱

牛肉荞麦面条

【原料】荞麦挂面150克,熟牛肉、黄瓜、苹果、黑木耳各50克,姜丝10克,精盐2克,醋15克,牛肉汤450克。

【做法】

①将熟牛肉,洗净的黄瓜,洗净并去皮、去核的苹果,去根洗净的黑木耳分别切成丝。

②牛肉汤放入锅内烧开,出锅倒入容器内,静置冷却后,撇去浮油,入冰箱冷藏约2小时,备用。

③锅内放入清水烧开,下入荞麦挂面烧开,煮至熟透捞出,放入冷水中投凉捞出,沥去水。

④将荞麦面条放入碗内,再将牛肉丝、黄瓜丝、苹果丝、黑木耳丝呈放射状摆在面条上,加入精盐、醋,浇入备用的牛肉汤即成。

荞麦绿豆粥

【原料】荞麦、绿豆各100克,大米50克,小茴香、精盐、味精各适量。

【做法】

①将荞麦、绿豆、大米、小茴香分别去杂洗净。

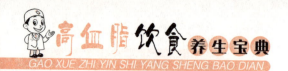

②将以上原料一起放入沙锅内,加水适量,用大火煮沸后,改小火煮成粥,加入精盐、味精拌匀,再稍煮片刻即成。

Yan Mai 燕麦

促进钠盐排出,辅助降血脂

降脂关键词:亚油酸、可溶性纤维

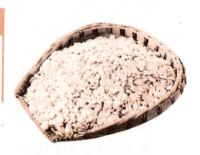

(1)燕麦中含有一种对人体极其有益的亚油酸,具有抑制胆固醇升高的作用。经常食用燕麦,能够降低胆固醇和三酰甘油,对高血脂有一定的预防作用。

(2)燕麦含有大量多孔的可溶性纤维,这些可溶性纤维进入肠道会形成海绵状胶样物质,吸附大量胆汁酸,包裹胆固醇与类胆固醇物质,将其清除出体外,这样势必迫使肝脏从血中摄入胆固醇为原料"加工"成胆汁酸,从而降低血中胆固醇水平。

食材小档案

【性味归经】味甘,性平;归肝、肾二经。
【用量】每天宜吃50克。
【食用人群】适宜慢性病人、脂肪肝、糖尿病、浮肿、习惯性便秘者服用。腹泻时及孕妇禁食。

● 养生常谈

食用燕麦可从少量慢慢添加,使身体适应。每天食用50克(约1小碗)燕麦粥或燕麦粉饼,连续1~2个月,可使总血胆固醇降低3%,使低

第三章 可降脂的谷物类

密度脂蛋白胆固醇降低14%。

如果想较快降低血胆固醇，则可每天吃75克，食用一段时间后再减到50克。

● 其他功效

帮助减肥 燕麦含有高黏稠度的可溶性纤维，能延缓胃的排空，增加饱腹感，控制食欲，帮助减肥。

防癌 所含的植酸可使人工合成的激素丧失作用，有一定的防癌作用。

推荐 降脂 食谱

燕麦黄豆汤

【原料】黄豆50克，燕麦50克，白糖少许。

【做法】

①将黄豆用清水浸泡一夜。

②次日将泡好的黄豆置入锅中，加入适量清水，先用大火煮至沸腾，再改用小火继续熬煮。

③待煮至黄豆烂熟，加入燕麦再煮5分钟，待粥汁浓稠后调入白糖即可。

燕麦牛奶粥

【原料】燕麦片150克，牛奶250毫升。

【做法】

①锅内加水适量，大火煮沸。

②倒入燕麦片、牛奶，煮沸，并用勺不断搅拌，至粥熟即可。

麦麸 (Mai Fu)

促进胆固醇排泄

降脂关键词：钾、铬

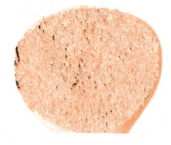

(1) 麦麸中富含钾和铬，钠含量较低，能够有效地防治高血脂的发病。

(2) 经常食用麦麸能够使胆固醇的肠道排泄增加，吸收减少，从而使血清胆固醇下降，减轻动脉粥样硬化的形成。

食材小档案

【性味归经】味甘，性凉；归胃、肾经。

【用量】每天宜吃30克。

【食用人群】适宜糖尿病、高血压、高血脂、便秘患者食用；麦麸中含有的磷元素较多，不宜食用过多。另外，大便溏薄的人不宜食用。

● 养生常谈

绝经期前的妇女，每日吃3~4个麦麸松饼，持续2个月，会降低乳癌的发生率。

● 其他功效

防治便秘 麦麸是一种高纤维食物，能够增加排便量，对于习惯性便秘有很好的辅助治疗作用。

降血糖 富含食物纤维的麦麸还能够降低血糖，适宜糖尿病患者食用。

第三章 可降脂的谷物类

推荐降脂食谱

麦麸芝麻粥

【原料】麦麸30克,粳米100克,芝麻适量。

【做法】

①把粳米淘洗干净,放入锅中,加入适量清水熬煮成粥。

②待粥快熟时放入麦麸,继续熬煮成粥,等到麦麸软熟时撒入芝麻即可。

麦麸陈皮粥

【原料】麦麸30克,陈皮10克,粟米100克。

【做法】

①将麦麸、陈皮拣杂,晒干或烘干,研成极细末待用。

②将粟米淘洗干净,放入沙锅,加水适量,大火煮沸,改用小火煨煮30分钟,调入麦麸、陈皮细末,拌和均匀,继续用小火煮至粟米酥烂、粥稠即成。

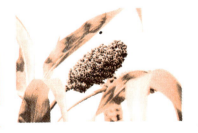

高粱 Gao Liang

抑制身体对胆固醇的吸收

降脂关键词:钾

高粱中钾的含量较高,而钠的含量较低,能够抑制身体对胆固醇的吸收,降低血液中的胆固醇含量,还能够促进胆囊收缩,促进胆汁的分泌和排泄,从而降低血脂。

食材小档案

【性味归经】味甘、淡，性寒；归胃、脾经。

【用量】每天宜吃30克。

【食用人群】大便燥结者应少食或不食。高粱苗含有氰苷（即苦杏仁苷），不可生嚼；糖尿病患者应禁食高粱。

养生常谈

高粱适合与粳米、小麦等谷物配合食用，可以有效补充氨基酸的种类，有利于人体对所需的各种营养物的合理吸收。

其他功效

止腹泻 高粱含有鞣酸，有收敛作用，因此可以止腹泻。

健脾益胃 高粱有健脾益胃、充饥养身的作用，煮粥滋养，适合脾虚有水湿者食用。

推荐降脂食谱

高粱粑

【原料】高粱500克，鸡蛋2个，白糖、泡打粉、植物油、芝麻各适量。

【做法】

①把高粱磨成粉，加入泡打粉、白糖，打入鸡蛋，混合均匀。

②然后放入适量水调黏稠，揉成面团，分成一个个的饼坯，在表面均匀撒上芝麻按平，放入蒸锅中蒸熟，再下油锅略煎即可。

第三章 可降脂的谷物类

高粱赤小豆粥

【原料】红豆50克,高粱50克。

【做法】

①将高粱、红豆淘洗干净。

②将二者一同放入高压锅内,倒入适量清水,置大火上,水沸后,盖上盖,改微火继续煮25分钟即成。

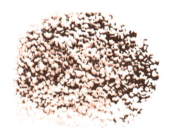

薏米 Yi Mi

促进胆汁分泌,降血脂

降脂关键词:纤维素

薏米的纤维素含量居五谷之首,而且是水溶性的,可以降低血中胆固醇和三酰甘油,吸附胆盐,而胆盐有消化脂肪的功能,因此可以使肠道对脂肪的吸收率降低,从而对高脂血症有防治作用。

食材小档案

【性味归经】味甘、淡,性凉;归脾、胃、肺经。

【用量】每天宜吃30克。

【食用人群】适宜癌症患者在放疗、化疗后食用;脾虚无湿、大便燥结及孕妇慎服。

养生常谈

如果用于健脾益气宜炒用;用于利水渗湿、消痈排脓、舒筋除痹宜生用。

其他功效

防癌抗癌 薏米中所含的薏苡仁油脂对癌细胞有抑制生长的作用，有防癌、抗癌功效。

治脚气 薏米含有的维生素 B_1 可以防治脚气病。

美白肌肤 薏米因富含蛋白质，可以协助消除斑点，使肌肤较白皙，若长期饮用，还可以达到滋润肌肤的功效。

推荐降脂食谱

薏米川芎鸭子汤

【原料】川芎10克，薏米20克，鸭子1只，料酒10毫升，生姜5克，精盐、鸡粉各适量。

【做法】

①将川芎、薏米洗净，鸭子宰杀后去内脏，洗净，斩块。

②锅内放入清水，水开后放入鸭肉焯去血污，然后捞出洗净。

③将鸭肉、药材及生姜片一起放入炖盅，加入适量开水，大火炖开后改用小火炖1小时，调味即可。

薏米绿豆粟米羹

【原料】粟米60克，薏米30克，绿豆30克。

【做法】

①将粟米、薏米、绿豆分别洗净。

②将以上材料同放入沙锅内，加温开水浸泡片刻，待其浸涨后用大火煮沸，改用小火煮1小时。

③煮至绿豆呈开花状，粟米、薏米均熟烂成羹即成。

第三章 可降脂的谷物类

黑米 (Hei Mi)

促进胆固醇排泄

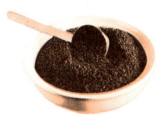

降脂关键词：镁、钾

（1）黑米富含镁，能够降低血液中的胆固醇含量，降低血脂。

（2）黑米是高钾低钠食物，能够抑制胆固醇的吸收，促进胆固醇排泄。

食材小档案

【性味归经】味甘，性平；归肝、肾经。

【用量】每天宜吃50克。

【食用人群】少年白发、产后虚弱、病后体虚及贫血、肾虚者宜食黑米。

养生常谈

黑米皮中含有大量的黑色素，淘米时只需轻轻冲洗，切忌用力搓洗和反复冲洗。

其他功效

美肤养颜 黑米有平补气血、健脾和胃、润燥泽肤、滋肝固肾等功效，是适合于男女老少的黑色美容食品。

控制血糖 黑米中含膳食纤维较多，淀粉消化速度比较慢，血糖指数仅有55（白米饭为87），可控制血糖。

推荐降脂食谱

黑米粥

【原料】黑米 100 克,大米 30 克。

【做法】

①把黑米洗净,放入温水中浸泡 3 个小时以上。

②大米淘洗干净,共同放入锅中,加入适量清水熬煮,煮沸后转小火熬煮 2 个小时左右即可。

黑米豌豆饭

【原料】黑米 100 克,玉米粒、红腰豆、葡萄干、豌豆粒 150 克。白糖适量,蜂蜜少许。

【做法】

①黑米蒸熟备用。

②蜂蜜倒入热油锅中炒黏稠,放入熟烂的黑米饭炒匀(可加少许水),装入模具扣盘中。

③将泡发的玉米粒、豌豆粒、红腰豆、葡萄干煮熟,捞出沥干。

④另起锅热油,将白糖炒化,投入处理好的玉米粒、豌豆粒、红腰豆、葡萄干,翻炒均匀后,浇在黑米上即可。

第四章

可降脂的蔬菜

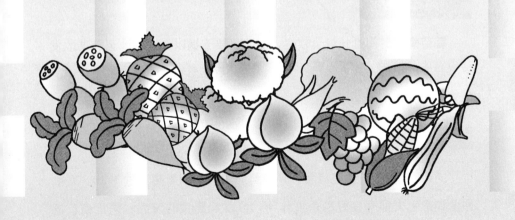

蒜苗 Suan Miao

显著的降血脂作用

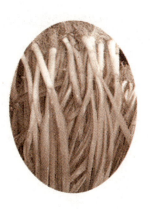

降脂关键词：维生素 C、膳食纤维

（1）蒜苗中含维生素 C，具显著的降血脂的作用，并可防止血栓的形成。

（2）蒜苗中的膳食纤维含量较高，能够减少肠道内脂肪堆积，从而减少血管壁对脂肪的吸收。对于高脂血症患者来说，蒜苗是一种很好的食疗蔬菜。

食材小档案

【性味归经】味甘，性平；归心、脾、胃、肠经。

【用量】每天宜吃 50 克。

【食用人群】不可过量食用蒜苗，否则可能造成肝功能障碍，还会影响视力，消化功能不佳者和眼病患者应少食或不食。

● 养生常谈

蒜苗煮的时间过长就会软烂，因此只要下锅以大火略炒至蔬菜散发香气并均匀受热，即可盛出；另外，蒜苗不宜烹制得过烂，以免其中的辣素被破坏，杀菌作用降低。

● 其他功效

杀菌 蒜苗中含有辣素，其杀菌能力可达到青霉素的 1/10，对病原菌和寄生虫都有良好的杀灭作用，可以起到预防流感、防止伤口感

第四章 可降脂的蔬菜

染、治疗感染性疾病和驱虫的功效。

防癌 蒜苗能保护肝脏，诱导肝细胞脱毒酶的活性，可以阻断亚硝胺致癌物质的合成，从而预防癌症的发生。

推荐降脂食谱

沙茶豆腐干炒蒜苗

【原料】豆腐干6块，蒜苗100克，胡萝卜半根，白糖、生抽、沙茶酱、精盐、植物油各适量。

【做法】

①豆腐干洗净后切片；蒜苗洗净后切斜段；胡萝卜去皮后洗净，切片待用。

②锅内倒油烧至四成热，放入切好的豆腐干，将其两边煎成金黄色后捞出，沥干油分。

③锅内留适量油继续烧热，放入蒜苗、胡萝卜，翻炒片刻加入白糖、生抽、沙茶酱、精盐及炸好的豆腐干，翻炒均匀盛出即可。

双菇炒肉丝

【原料】瘦肉、蒜苗、鲜茶树菇、红辣椒、油、精盐、淀粉、鸡精各适量。

【做法】

①瘦肉切成肉丝，用淀粉抓匀。蒜苗、茶树菇切成段，辣椒切丝。

②锅里放2勺油，先下肉丝，快速滑开。再加入蒜苗、茶树菇和辣椒翻炒，加精盐、鸡精，炒2分钟即可装盘。

Hai Zao 海藻

降低血管脂质含量

降脂关键词：镁、海藻多糖

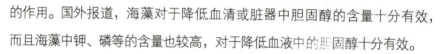

（1）海藻中富含镁元素，有很强的降血脂的作用。国外报道，海藻对于降低血清或脏器中胆固醇的含量十分有效，而且海藻中钾、磷等的含量也较高，对于降低血液中的胆固醇十分有效。

（2）海藻中的海藻多糖对于降低血管脂质含量作用较大，适合高血脂患者食用。

食材小档案

【性味归经】味苦、咸，性寒；归肺、脾、肾、肝、胃经。
【用量】每天宜吃50克。
【食用人群】尤其适合缺碘者，也适宜淋巴结、甲状腺肿大者、高血压、高血脂、动脉硬化患者、减肥者、癌症患者食用。脾胃虚寒者忌食。

● 养生常谈

海藻不宜与含磷酸盐过多的食物长期同时食用。因膳食中的磷酸盐含量过高时，在肠道中易与钙结合成难溶于水的磷酸钙，致使钙的吸收率降低。

● 其他功效

预防白血病　海藻中的藻胶酸可与放射性元素结合成不溶物排出体外，使锶不致存留于体内而引起白血病。

第四章 可降脂的蔬菜

增强甲状腺功能 海藻中所含有的碘成分，可用来纠正因缺碘而引起的甲状腺功能不足。

推荐降脂食谱

凉拌海藻芽

【原料】海藻芽、红萝卜、绿豆芽、麻油、蒜、生抽、白糖、胡椒粉、醋、鸡精、精盐各适量。

【做法】

①海藻芽提前1小时用清水泡发，中间多换几次水去除咸味并洗净里面的泥沙；红萝卜切丝；绿豆芽去除根部，蒜拍碎。

②锅里放水烧开后放入少许油、精盐，将海藻芽放入飞水。

③然后再将红萝卜丝和绿豆芽放入烫煮一下和海藻芽一起捞出用凉开水略泡，滤干水分。

④放入生抽、蒜、白糖、胡椒粉、醋、鸡精，再淋上麻油拌匀即可。

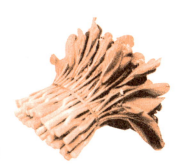

芥蓝 (Gai Lan)

减少胆固醇的吸收

降脂关键词：粗纤维、镁

（1）芥蓝中含有大量粗纤维，遇水膨胀，能够增加粪便体积和肠蠕动，促进胆固醇从粪便中排出。与胆酸或其他脂质结合，可减少胆固醇的吸收。

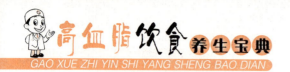

(2)芥蓝中的镁含量也很丰富,能够显著降低血液中的胆固醇。经常食用,能够辅助治疗高血脂。

食材小档案

【性味归经】味甘,性凉;归肺经。

【用量】每天宜吃100克。

【食用人群】一般人群均可食用,特别适合食欲不振、便秘、高胆固醇患者食用。

● 养生常谈

芥蓝菜有苦涩味,炒时加入少量糖和酒,可以改善口感。芥蓝梗粗,不易熟透,烹制时水分挥发必然多,故炒时应时间长些。

● 其他功效

助消化 芥蓝中含有有机碱,这使它带有一定的苦味,能刺激人的味觉神经,增进食欲,还可加快胃肠蠕动,有助消化。

消暑解热 芥蓝中含有一种独特的苦味成分是金鸡纳霜,能抑制过度兴奋的体温中枢,起到消暑解热作用。

推荐降脂食谱

蚝油炒芥蓝

【原料】芥蓝300克,蚝油1小匙,鲜鸡粉1小匙,糖1/3小匙,酱油膏1/3小匙,太白粉1小匙。

【做法】

①将芥蓝菜洗净后切段,汆烫后捞起冲冷水,以保持鲜绿色,放凉备用。

第四章 可降脂的蔬菜

②将所有调味料放入锅中煮开,等浓稠时熄火盛起,即为蚝油芡。

③将芥蓝菜炒熟,淋上蚝油芡即可。

玉米笋炒芥蓝

【原料】芥蓝250克,玉米笋(罐装)100克,大蒜10克,精盐3克,江米酒10毫升,植物油20毫升。

【做法】

①芥蓝菜洗净,切段;大蒜去皮切末;玉米笋洗净,切成斜段,并放入开水中氽烫一下捞出,沥干水分。

②锅中倒入20毫升油烧热,爆香蒜,再放入芥蓝及玉米笋炒熟。

③最后,加调味料(精盐、米酒)调匀即可。

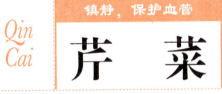

镇静,保护血管

芹菜

Qin Cai

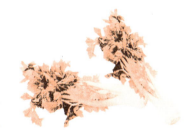

降脂关键词:挥发油、甘露醇、膳食纤维

(1)芹菜中含有的挥发油、甘露醇等,能促进肠道中胆固醇的排泄,减少人体对脂肪的吸收,从而降低血脂。

(2)芹菜中的膳食纤维含量较高且脂肪含量较低,能使高脂血症患者体内的血清总胆固醇、甘油三酯、低密度脂蛋白胆固醇水平显著降低。

食材小档案

【性味归经】味甘、辛，性凉；归肺、胃、肝经。

【用量】每天宜吃100克。

【食用人群】适宜纳食不佳、高血压、糖尿病、神经衰弱、贫血、癌症患者及更年期女性食用。芹菜性凉，脾胃虚寒、大便溏泄者不宜食用。

● 养生常谈

吃芹菜不要只吃茎，因为芹菜叶中胡萝卜素的含量是茎的88倍、维生素C的含量是茎的13倍、维生素B_1的含量是茎的17倍、蛋白质的含量是茎的11倍、钙的含量则超过茎的2倍。

● 其他功效

镇静安神 芹菜含一种有镇静作用的碱性成分，对人体能起安神的作用，有利于安定情绪、消除烦躁，可用于神经衰弱、更年期情绪不稳的治疗。

助消化，促进食欲 芹菜含有挥发性的芹菜油，有香味，能促进食欲。芹菜含有芫荽苷、甘露醇、挥发油等化学物质，有促进人体消化鱼、肉等食物的作用。

补血润肤 芹菜含铁量较高，能补充妇女经血的损失，是缺铁性贫血患者的佳蔬，食之可改善皮肤苍白、干燥、面色无华。

推荐降脂食谱

芹菜拌腐竹

【原料】芹菜500克，腐竹100克，香油、精盐、味精各适量。

第四章 可降脂的蔬菜

【做法】

①将芹菜择洗干净，切成3～4厘米长的段，然后放入沸水中烫熟，投入凉水中，取出控净水分。

②水发腐竹切成3～4厘米长的段，用开水烫一下，放入芹菜中，加入精盐、香油、味精，拌匀即成。

芹菜炒香菇

【原料】 芹菜400克，香菇（水发）50克，精盐、醋、干淀粉、酱油、味精、菜油各适量。

【做法】

①芹菜择去叶、根，洗净剖开，切成约2厘米的长节，用精盐拌匀约10分钟，再用清水漂洗，沥干待用；香菇切片。

②将醋、味精、淀粉混合后装入碗内，加水约50毫升兑成汁待用。

③炒锅置武火上烧热后，倒入菜油30毫升，待油炼至无泡沫冒青烟时，即可下入芹菜，爆炒30分钟，投入香菇片迅速炒匀，再加入酱油约炒1分钟后，淋入芡汁速炒起锅即可。

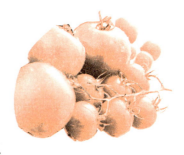

防止脂蛋白被氧化

番茄
Fan Qie

降脂关键词：番茄红素、维生素C、芦丁

（1）番茄所含有的番茄红素具有抗氧化作用，可清除自由基，防止高密度脂蛋白受到氧化，还能降低血清胆固醇水平。

(2) 番茄中的维生素C与所含的芦丁相伴存在，并能协同发挥作用，对高血脂有防治作用。

食材小档案

【性味归经】味甘、酸，性微寒；归肝、脾、胃经。

【用量】每天宜吃120克。

【食用人群】适宜发热、口渴、习惯性牙龈出血、贫血、高血压、冠心病、急慢性肾炎、夜盲症和咽干燥症患者食用。脾胃虚寒患者不宜多食。

● **养生常谈**

空腹时不要吃番茄，因为空腹时胃酸会与番茄中的胶质、柿胶酚等结合生成块状结石，会造成胃部胀痛。

● **其他功效**

美肤，抗衰老 番茄中所含胡萝卜素可保持皮肤弹性，所含维生素C可使皮肤滋润白皙，所含番茄红素具有独特的抗氧化能力，是美肤、抗衰老佳品。

促进幼儿生长发育 番茄中含促进幼儿生长发育的钙、磷、铁等矿物质，还可有效防治小儿佝偻病。

防癌抗癌 番茄红素具有独特的抗氧化能力，能清除自由基，保护细胞，使脱氧核糖核酸及基因免遭破坏，能阻止癌变进程。大量进食番茄可有效预防前列腺癌。

推荐降脂食谱

番茄焖牛肉

【原料】番茄300克，牛肉500克，料酒、精盐、味精各适量。

第四章 可降脂的蔬菜

【做法】

①将番茄、牛肉洗净,番茄切块,牛肉切薄片。

②将牛肉放入锅内,加入清水,以旺火烧开,撇去浮沫,烹入料酒焖煮。

③待牛肉将熟时,放入番茄,熟后加入精盐、味精,略烧片刻即可。

番茄炒虾仁

【原料】番茄250克,虾仁50克,豌豆粒25克,葱花、蛋清、水淀粉、精盐、鸡精、植物油各适量。

【做法】

①番茄洗净,去蒂,切丁;虾仁洗净,用蛋清和水淀粉拌匀;豌豆粒洗净。

②沙锅置火上,倒入植物油。待油温烧至七成热,炒香葱花,下入虾仁滑热。

③放入豌豆粒翻炒均匀,加适量清水烧至豌豆熟透,倒入番茄翻炒3分钟,用精盐和味精调味即可。

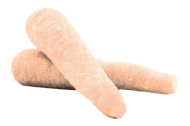

胡萝卜
Hu Luo Bo
防止血脂升高

降脂关键词:槲皮素、山柰酚、果酸胶钙

(1) 胡萝卜含有槲皮素、山柰酚等,能增加冠状动脉血流量,从而降低血压、血脂。

（2）富含的果酸胶钙与胆汁结合后可以从大便中排除，而要产生胆汁酸就要动用身体里的胆固醇，将血液中的胆固醇水平降低。

食材小档案

【性味归经】味甘，性平；归肺、脾经。

【用量】每天宜吃40克。

【食用人群】适宜癌症、高血压、夜盲症、干眼症患者及营养不良、食欲不振、皮肤粗糙者；适宜儿童和长期吸烟者食用。脾胃虚寒者不宜生食。

● 养生常谈

因为胡萝卜中的胡萝卜素与维生素A是溶脂性物质，因此必须用油炒熟食用。另外胡萝卜不宜与酒同食，否则会在肝脏里产生毒素，导致肝病。

● 其他功效

养肝明目 胡萝卜含有大量胡萝卜素，在体内转化成维生素A，具有补肝明目的作用，可治疗夜盲症。

增强免疫力、抗癌 胡萝卜所含胡萝卜素和木质素有增强机体的免疫力、抗癌的功效，每天食用一定量的胡萝卜对防治肺癌有一定作用。

推荐降脂食谱

生菜胡萝卜卷

【原料】胡萝卜、生菜各250克，精盐、味精、淀粉、香油各适量。

【做法】

①先将生菜叶洗净，用70℃水略烫。

第四章 可降脂的蔬菜

②再将胡萝卜洗净,切成细丝,用精盐略腌,投入沸水锅中焯烫,捞出过凉,沥净水分,加精盐、味精、香油、淀粉拌匀。

③然后将生菜铺开,放入适量胡萝卜丝,卷成卷,再上笼蒸约3分钟,晾凉,装盘即成。

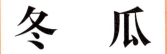

胡萝卜牛骨汤

【原料】牛骨500克,胡萝卜1个,番茄2个,花菜100克,洋葱半个,精盐、胡椒粉各适量。

【做法】

①牛骨洗净备用,胡萝卜去皮洗净切大块,番茄洗净切块,花菜洗净掰小块,洋葱洗净切片。

②放牛骨、胡萝卜块、番茄块、花菜块、洋葱片于瓦煲中,加适量清水煲2个小时。

③加胡椒粉、精盐调味即成。

冬瓜 Dong Gua

去除体内多余的脂肪

降脂关键词:维生素 B_1、丙醇二酸、烟酸

(1)冬瓜所含有的维生素 B_1,能促进淀粉和糖类转化为热能。

(2)其所含有的丙醇二酸,还能抑制糖类物质转化为脂肪。

(3)所含的烟酸,能降低血中的胆固醇、甘油三酯的含量。

食材小档案

【性味归经】味甘、淡，性凉；归肺、大肠、小肠、膀胱经。

【用量】每天宜吃150克。

【食用人群】适宜水肿、腹胀、小便不利、脚气、咳嗽等患者食用；冬瓜性寒凉，脾胃虚寒易泄泻者慎用；久病与阳虚肢冷者忌食。

养生常谈

冬瓜性凉，不宜生食。可煎汤、煨食、做药膳、捣汁饮，或用生冬瓜外敷。

其他功效

化痰平喘 冬瓜尤其是冬瓜仁，含尿酶、腺碱、葫芦巴碱等，可清肺热、排脓、化痰、利湿，又可以利尿平喘，是治疗痰热咳喘的食疗佳品，适用于治疗慢性气管炎、肺脓肿等。

清热解暑 冬瓜清热生津，中暑烦渴时，食用冬瓜能收到显著疗效。

养颜减肥 冬瓜有清热消炎的功效，能有效消除痤疮、面斑等。冬瓜中所含的丙醇二酸能有效地抑制糖类转化为脂肪，加之冬瓜本身不含脂肪，热量不高，对于防止发胖具有重要意义，所以是爱美人士和肥胖之人的食疗佳品。由于冬瓜含糖量较低，也适宜糖尿病人食用。

推荐降脂食谱

扒冬瓜球

【原料】冬瓜600克，水发香菇50克，植物油、鲜汤、精盐、味精、淀粉、香油各适量。

第四章 可降脂的蔬菜

【做法】

①将冬瓜削皮,挖籽去瓤后洗净,切成直径 1.5 厘米的球形,放入沸水中烫至八成熟,捞出放入冷水里浸凉。

②炒锅上大火,放植物油烧热,放入冬瓜球,略煸炒后放入香菇,再加入精盐、味精、鲜汤,改用中火焖煮 3 分钟。

③再用大火,加湿淀粉勾芡,淋上香油,搅匀装盘即成。

油焖冬瓜

【原料】冬瓜 300 克,青辣椒 20 克,红辣椒 20 克,精盐 5 克,酱油 3 克,味精 2 克。

【做法】

①冬瓜去皮去籽,洗净切成三角形厚块,面上划十字花刀,辣椒洗净切块。

②将切好的冬瓜入沸水中稍烫,捞出,沥干水分。

③起锅上油,下冬瓜、辣椒块焖 10 分钟,加所有调味料,调匀即可。

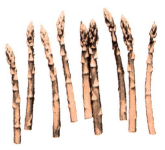

芦笋 Lu Sun

降胆固醇,保护心血管

降脂关键词:膳食纤维、铬

(1) 芦笋中含有的膳食纤维能与肠道中胆固醇代谢产物胆酸合成不能被人体吸收的复合物,这些复合物会随大便排出体外,从而降低胆固醇的含量,保护心血管。

(2) 芦笋中的铬元素能够调节血液中脂肪与糖分的浓度,预防高血脂。

食材小档案

【性味归经】味甘,性寒;归肺、胃经。

【用量】每天宜吃200克。

【食用人群】适宜心血管疾病、水肿、膀胱炎、癌症患者食用。痛风和糖尿病患者不宜多食。

养生常谈

芦笋中的叶酸容易被破坏,所以用于补充叶酸时,应避免高温烹调,也可用微波炉小火煮熟。

其他功效

利尿 芦笋含有较多的天门冬酰胺、天门冬氨酸及其他多种甾体皂苷物质,有利尿降压的功效,对心血管疾病、水肿、膀胱炎、排尿困难等均有疗效。

预防癌症 芦笋可提高机体免疫能力,排除体内自由基等有害物质,抑制癌细胞的活力,对于早期癌症有一定疗效。

推荐降脂食谱

苦瓜芦笋粥

【原料】鲜芦笋50克,苦瓜150克,粳米50克。

【做法】

①将鲜芦笋洗净,切成片。

②苦瓜去蒂柄,洗净后切成片,去籽保留瓜瓤备用。

③将粳米淘净,入沙锅内,加水适量煮成稠粥,粥将成时加入苦瓜片及芦笋片,用小火继续煮10分钟即成。

第四章 可降脂的蔬菜

凉拌芦笋

【原料】芦笋100克,沙拉酱5克。

【做法】

①将芦笋洗净,除去硬茎。

②将芦笋放入开水中烫熟,取出切段,冷藏备用。

③食用前再上面挤上沙拉酱即可。

魔芋 Mo Yu

减少体内胆固醇的积累

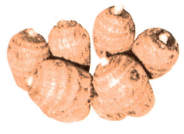

降脂关键词:膳食纤维、葡萄甘露聚糖

(1)魔芋中的膳食纤维能减少肠道对脂肪的吸收,并能有效吸附胆固醇和胆汁酸,抑制肠道对胆固醇和胆汁酸的吸收,减少体内胆固醇的积累。

(2)魔芋中的葡萄甘露聚糖能够阻止身体吸收脂肪和胆固醇,从而起到很好的降血脂作用。

食材小档案

【性味归经】味辛,性温;归心、脾经。

【用量】每天宜吃80克。

【食用人群】特别适宜肥胖者、癌症患者、心脑血管疾病患者、糖尿病患者、骨质疏松者和消化不良者食用。

养生常谈

生魔芋有毒，必须煎煮3小时以上方可食用，且每次不宜过量。魔芋性寒，伤寒感冒之人应少食。

其他功效

预防癌症 所含的葡萄甘露糖苷对癌细胞代谢有干扰作用，能够预防癌症。

降低血糖 魔芋能延缓葡萄糖的吸收，可有效降低餐后血糖。

清洁胃肠 大量可溶性植物纤维可促进胃肠蠕动，减少有害物质在胃肠、胆囊中的滞留时间，有效地保护胃黏膜，清洁胃壁。

推荐降脂食谱

魔芋黄瓜

【原料】魔芋精粉3克，黄瓜250克，酱油、精盐、鸡精、蒜泥、葱末、姜末、香油各适量。

【做法】

①先将黄瓜洗净，用沸水冲洗黄瓜表面，剖开后去籽，切成薄片，放入大碗中，加精盐腌渍片刻，取出。

②将黄瓜片码放在盘形碗中，加酱油、鸡精、蒜泥、葱末、姜末及香油拌和；再将魔芋精粉加入，拌和均匀即成。

荠菜魔芋汤

【原料】荠菜300克，魔芋200克，姜丝、精盐各适量。

【做法】

①荠菜去叶，择洗干净，切成大段。魔芋洗净，切片。

②锅中加入适量清水，加入荠菜、魔芋及姜丝，用大火煮沸，转中火煮至荠菜熟软，加精盐调味即可。

第四章 可降脂的蔬菜

海带 *Hai Dai*
抑制胆固醇的吸收

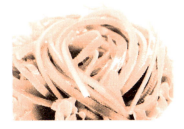

降脂关键词：褐藻酸、不饱和脂肪酸

（1）海带不含脂肪，所含纤维素和褐藻酸类物质如藻胶酸、昆布素等，可抑制胆固醇的吸收并促进其排泄。

（2）海带含有大量的不饱和脂肪酸，能清除附着在血管壁上的胆固醇。

食材小档案

【性味归经】味咸，性寒；归肺经。

【用量】每天宜吃40克。

【食用人群】适宜甲状腺肿大、高血脂、水肿、小便不利患者食用。甲亢、脾胃虚弱便溏者及孕妇、哺乳期妇女不宜食用。

● 养生常谈

海带清洗干净后，应用水浸泡，并不断换水，一般用清水浸泡6小时以上。可用淘米水泡发海带，也可在煮海带时加少许食用碱或小苏打。如果海带经水浸泡后像煮烂了一样没有韧性，说明已经变质。

● 其他功效

预防甲亢 海带具有一定的药用价值，因为海带中含有大量的碘，碘是合成甲状腺的主要物质，如果人体缺少碘，就会患"大脖子病"，即甲状腺机能减退症，所以，它是甲状腺机能低下者的最佳食品。

预防心脏病、糖尿病 海带中的优质蛋白质和不饱和脂肪酸还对心脏病、糖尿病有一定的预防作用。

抗辐射 海带中的胶质能促使体内的放射性物质随同大便排出体外，从而减少放射性物质在人体内的积聚。

推荐降脂食谱

海带陈皮粥

【原料】海带、粟米各100克，陈皮15克。

【做法】

①先将水发海带用水漂洗干净，切成碎末。

②再将粟米淘洗干净，放入锅内，加水适量，煮沸后加入陈皮、海带，不时地搅动，用小火煮至粥稠即成。

海带牡蛎汤

【原料】牡蛎250克，海带50克，料酒、生姜片、精盐、味精、植物油、鲜汤各适量。

【做法】

①先将鲜牡蛎洗净，放热水中浸泡至发涨，去杂洗净后放深盘中。

②再将浸泡牡蛎的水澄清后滤至深盘中，和牡蛎一起蒸1小时取出。

③然后炒锅上大火，放植物油烧热，放入姜片爆香，加入鲜汤、精盐、味精、料酒，倒入牡蛎和蒸汁及洗净的海带，煮熟后下味精调味即成。

第四章 可降脂的蔬菜

紫菜 Zi Cai
降低有害胆固醇

降脂关键词：镁、硒

（1）紫菜中镁的含量较多，其所含有的镁能显著降低血清胆固醇的含量。

（2）紫菜中含有的硒还可以改善脂肪等物质在血管壁上的沉积，降低血液黏稠度，减少动脉硬化及冠心病、高血压等心脑血管病变的发病率。

食材小档案

【性味归经】味甘、咸，性寒；归肺经。

【用量】每天宜吃10克。

【食用人群】一般人均可食用紫菜，水肿、脚气、肺病初期、甲状腺肿大、心血管疾病和各类肿块增生的患者尤其适宜。但是胃肠不好的人应该少食紫菜，腹痛便溏者勿食。

养生常谈

紫菜和鸡蛋同食可补充维生素 B_{12} 和一定的钙质；与甘蓝一同食用，有更好的功效。

其他功效

软坚散结　由于紫菜有软坚散结的功能，所以有郁结积块者应经常食用。

改善贫血，促进骨骼、牙齿生长 紫菜中含丰富的钙、铁元素，不仅是改善女性、儿童贫血的优良食物，而且还可以促进儿童的骨骼、牙齿生长。

清热利尿 由于紫菜含有一定量的甘露醇，所以它是一种天然的利尿剂，清热利尿的功效显著，可作为治疗水肿的辅助食品。

推荐降脂食谱

紫菜蛋花汤

【原料】紫菜50克，鸡蛋2个，水淀粉、高汤、精盐、味精、香油各适量。

【做法】

①鸡蛋搅匀，加入少许水淀粉调匀。

②高汤煮开，放入紫菜，加精盐、味精调味，淋入蛋液，待蛋花浮起时改小火，滴入少许香油即可。

紫菜包饭

【原料】糯米500克，鸡蛋1个，紫菜1张，火腿、黄瓜、米醋各适量。

【做法】

①黄瓜洗净切条，加米醋后腌制30分钟；糯米蒸熟，倒入适量米醋，拌匀晾凉；火腿切条；鸡蛋打散，摊成饼后切丝。

②将糯米平铺在紫菜上，再摆上黄瓜条、火腿条、鸡蛋丝卷起，切片即可。

第四章 可降脂的蔬菜

马齿苋 Ma Chi Xian

促进血管扩张

降脂关键词：γ-3 脂肪酸

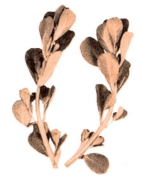

马齿苋中含有丰富的 γ-3 脂肪酸，该物质能抑制人体内血清总胆固醇和三酰甘油的生成，促进血管扩张，降低血液黏稠度，有防治高血脂的作用。

食材小档案

【性味归经】味酸，性寒；归肠、肝、脾经。

【用量】每天宜吃 80 克。

【食用人群】适宜糖尿病、高血脂、脑血栓患者食用；脾胃素虚，腹泻便溏之人忌食；因马齿苋有堕胎功能，故怀孕妇女勿食。

养生常谈

在食用马齿苋时用开水焯一下，不仅可以去除苦味，还可以防止马齿苋引起的过敏症状。另外，马齿苋不宜与甲鱼同食，否则会导致消化不良、食物中毒等症。

其他功效

抑菌 马齿苋对痢疾杆菌、大肠杆菌、金黄色葡萄球菌等多种细菌都有强力抑制作用，被称为"天然抗生素"。

降血糖 马齿苋含有高浓度的去甲肾上腺素，它能促进胰岛素的分泌，从而降低血糖。

推荐降脂食谱

●●●●●●●●●● 马齿苋玉米糁粥

【原料】鲜嫩马齿苋15克,玉米糁100克,精盐适量。

【做法】

①将鲜马齿苋洗净切碎。

②玉米糁淘洗干净后入锅内,加水500毫升,用大火煮开后转用小火至粥成时,加入马齿苋和精盐,稍煮即成。

●●●●●●●●●● 马齿苋炒牛肉干

【原料】马齿苋400克,牛肉干25克,植物油、鲜汤、精盐各适量。

【做法】

①先将鲜马齿苋择洗干净,牛肉干用刀背拍松。

②再将油锅烧热,放植物油烧至七成热,将牛肉干炸至金黄酥松,捞起沥油。

③然后在油锅留少许底油,烧至四五成热,投入洗净的马齿苋,翻炒,并放入精盐、鲜汤。

④待水将干时盛起装盘,再将炸松的牛肉干放在马齿苋上即成。

黑木耳 Hei Mu Er

防止动脉硬化

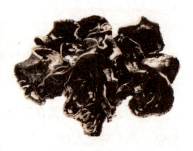

降脂关键词:类核酸物质、纤维素

(1)黑木耳中含有的类核酸物质可

第四章 可降脂的蔬菜

降低血液中胆固醇和甘油三酯的含量，防止动脉硬化。

（2）黑木耳含有大量纤维素，有促进肠道内胆固醇排泄的作用。

食材小档案

【性味归经】味甘，性平；归胃、大肠经。

【用量】每天宜吃 60 克。

【食用人群】适宜心脑血管疾病、结石症患者食用。有出血性疾病的人不宜食用。孕妇不宜多吃。

养生常谈

干木耳烹调前宜用温水泡发，泡发后仍然紧缩在一起的部分不宜吃；鲜木耳含有毒素不可食用。

其他功效

美容养颜，预防缺铁性贫血 黑木耳中铁的含量极为丰富，常吃黑木耳能养血驻颜，令人肌肤红润，容光焕发，并可预防和改善缺铁性贫血。

清胃涤肠 黑木耳中的胶质可吸附残留在胃肠道的灰尘、杂质，使其通过粪便排出体外，从而起到清胃涤肠、防止便秘的作用。

推荐降脂食谱

黑木耳炒荸荠

【原料】黑木耳 3 朵，荸荠 6 个，丝瓜 1 根，葱少许，精盐适量。

【做法】

①黑木耳用清水泡发，去掉根部和杂质，撕成小朵；荸荠去皮洗净，切成片；丝瓜去皮去瓤，洗净切成片；葱切成末。

②锅内放少许油，烧热后下葱花爆香。

③下丝瓜片翻炒，再放入荸荠和黑木耳，加精盐调味即可出锅。

木耳拌黄瓜

【原料】黑木耳25克，黄瓜100克，陈醋、白糖、精盐、鸡精、香油各适量。

【做法】

①黑木耳择洗干净，放入沸水中焯透，捞出后沥干水分，晾凉切丝；黄瓜洗净，去蒂，切丝。

②取小碗，放入陈醋、白糖、精盐、鸡精和香油搅拌均匀，制成调味汁。

③取盘，放入黄瓜丝和黑木耳丝，淋入调味汁拌匀即可。

黄豆芽
Huang Dou Ya

清洁血管，防止心血管病变

降脂关键词：膳食纤维

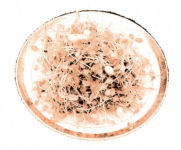

（1）黄豆是血脂异常和动脉硬化者的有益食物。黄豆生成豆芽后，糖类中的产气因子被破坏，食用后不会产生腹胀等不适感觉。另外，有碍于消化吸收的植物凝血素消失，不利于维生素A吸收的抑制氧化酶被祛除，妨碍人体对微量元素吸收的植酸被降解，这一切对高脂血症患者有效吸收黄豆营养更为有利。

（2）黄豆芽含有大量膳食纤维，能够加速大肠蠕动，有利于降低血脂。

第四章 可降脂的蔬菜

食材小档案

【性味归经】味甘,性寒;归脾、大肠经。

【用量】每天宜吃50克。

【食用人群】适宜脾胃湿热、口腔溃疡、舌炎、高血压、高血脂、嗜烟酒者食用,也是肥胖、产妇、爱美人士之佳品。

养生常谈

烹制黄豆芽时要加少量食醋,这样才能保持维生素 B_2 不会流失。烹调过程要迅速,或用油急速快炒,或用沸水略汆后立刻取出调味食用。

其他功效

清热泻火 黄豆芽中含丰富的维生素 B_2,可有效防治维生素 B_2 缺乏所引起的口角炎、舌炎、口腔溃疡、鼻和脸部的脂溢性皮炎等。黄豆芽清热解毒、泻火,对上述上火症状有效。

通便 黄豆芽富含膳食纤维,是便秘、肥胖者的健康蔬菜,有预防消化道癌症的功效。

推荐降脂食谱

凉拌黄豆芽

【原料】黄豆芽200克,精盐、味精、醋、香油各适量。

【做法】

①把黄豆芽入沸水中焯一下。

②放入凉水中过凉,捞出控干水,以精盐、味精、醋、香油调味即可。

马齿苋炒黄豆芽

【原料】马齿苋100克,黄豆芽250克,植物油、精盐、味精、酱油、湿淀粉各适量。

【做法】

①将马齿苋、黄豆芽分别去杂洗净。

②炒锅上火,放植物油烧至7成热,放入黄豆芽翻炒,至7成熟时,放入用沸水焯过的马齿苋。

③锅中加入适量水焖熟,加精盐、味精、酱油调味,再用湿淀粉勾芡即成。

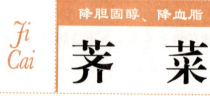

荠菜

Ji Cai

降胆固醇、降血脂

降脂关键词:乙酰胆碱、谷甾醇、粗纤维

(1)荠菜中的乙酰胆碱、谷甾醇和季铵化合物,能降低血液及肝脏中胆固醇和三酰甘油的含量,有很好的降血脂作用。

(2)荠菜中含有大量的粗纤维,食用后能够增强大肠蠕动,促进粪便排泄,加强人体的新陈代谢,有助于降低血脂。

食材小档案

【性味归经】性平,味甘;归肝、肺、脾经。

【用量】每天宜吃100克。

【食用人群】适宜高血脂、癌症、眼病患者食用;肠胃虚寒、腹泻、便溏者慎食。

第四章 可降脂的蔬菜

● **养生常谈**

荠菜中的草酸含量较高,食用前宜用开水焯一下,尤其是和豆制品、木耳、虾仁搭配食用时更应先焯水,以免影响人体对钙的吸收。

● **其他功效**

抗癌 荠菜有抗癌作用,对胃癌和食管癌有预防作用。

干眼症、夜盲症 荠菜中的丰富胡萝卜素有治疗干眼症、夜盲症的作用。

推荐降脂食谱

荠菜粟米粥

【原料】荠菜150克,粟米100克。

【做法】

①将鲜荠菜拣杂,洗净,连根、茎切碎,剁成细末备用。

②将粟米淘洗干净,放入沙锅内,加水适量,大火煮沸后改用小火煮30分钟,调入荠菜细末,拌和均匀,继续用小火煮至粟米熟烂即成。

荠菜豆腐羹

【原料】荠菜150克,南豆腐50克,鲜香菇25克,葱末、精盐、鸡精、水淀粉、植物油各适量。

【做法】

①荠菜择洗干净,切末;南豆腐洗净,切丁;鲜香菇去根,洗净,放入沸水中焯透,捞出,切末。

②锅置火上,倒入植物油,待油温烧至七成热,炒香葱末,放入豆

腐丁和香菇末翻炒均匀。

③加入适量清水大火煮沸,转小火煮 5 分钟,放入荠菜末煮 2 分钟,用精盐和鸡精调味,水淀粉勾薄芡即可。

Huang Gua 黄瓜

高脂血患者的理想蔬菜

降脂关键词:丙醇二酸、纤维素

(1)黄瓜里含有的丙醇二酸能够有效抑制血糖转化为脂肪,从而降低了脂肪在人体的堆积,尤其适合于心血管病患者。

(2)黄瓜中含有的大量纤维素能够促进肠道排出食物残渣,减少肠道对于胆固醇的吸收,从而降低血脂。

食材小档案

【性味归经】味甘,性凉;归脾、胃、大肠经。

【用量】每天宜吃 150 克。

【食用人群】适宜肥胖、高血压、高血脂、癌症患者食用;黄瓜性凉,久病体虚、脾胃虚寒者不宜多吃。

● 养生常谈

黄瓜中的苦味素有抗癌的作用,"黄瓜头儿"含苦味素较多,不宜全部丢弃。需要注意的是,黄瓜中的维生素含量较少,应与其他蔬果同食。

第四章 可降脂的蔬菜

● 其他功效

抗衰老　老黄瓜中含有丰富的维生素 E，可起到延年益寿、抗衰老的作用；黄瓜中的黄瓜酶有很强的生物活性，能有效地促进机体的新陈代谢。

排毒、抗肿瘤　黄瓜含有较多苦味素，苦味成分为葫芦素 C，是难得的排毒养颜食品，这种物质还具有提高人体免疫功能、抗肿瘤的作用。

推荐降脂食谱

豆腐拌黄瓜丝

【原料】豆腐 2 块，黄瓜 500 克，香菜末、香油、酱油、醋、精盐、味精、蒜泥、辣椒油、麻酱各适量。

【做法】

①先将豆腐投入沸水中煮透，捞出冲凉，切成丝。

②黄瓜切成细丝，然后将豆腐丝、黄瓜丝和香菜末装入汤盆里，加入香油、酱油及其他调料，拌匀即成。

冬笋炒黄瓜

【原料】冬笋 200 克，黄瓜 25 克，植物油、白糖、味精、精盐、淀粉各适量。

【做法】

①先将冬笋、黄瓜分别洗净切成片，再将冬笋片用开水焯一下，捞出备用。

②然后将炒锅上火，放植物油烧至七成熟，下冬笋片、黄瓜片翻炒，加水少许，下白糖、精盐、味精，煸炒片刻，用湿淀粉勾芡，出锅即成。

茄子 (Qie Zi) — 血管的保护神

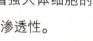

降脂关键词：皂草甙、维生素P

（1）茄子中含有大量的皂草甙，能降低血液中的胆固醇。

（2）茄子富含的维生素P能增强人体细胞的黏着力，增强毛细血管的弹性，降低毛细血管的脆性及渗透性。

食材小档案

【性味归经】味甘，性凉；归胃、肠经。

【用量】每天宜吃80克。

【食用人群】适宜内热体质，容易长痱子、生疮疖的人，口舌生疮、痔疮下血的患者，高血压、冠心病、动脉硬化和出血性紫癜患者食用。

养生常谈

所有的烹调方式中，以凉拌和炒为宜，这两种烹调方法加热时间短，维生素和类黄酮等物质损失相对较少。尤其是油炸茄子，会损失大量维生素P。

其他功效

防癌、抗癌 茄子能抑制消化系统肿瘤的增殖，对于防治胃癌有一定效果。此外，一些接受化疗的消化道癌症患者若出现发热现象，也可将茄子作为辅助治疗食物。

第四章 可降脂的蔬菜

清热止血、消肿止痛 茄子具有清热止血、消肿止痛的功效，可用于热毒痈疮、皮肤溃烂、口舌生疮、痔疮下血、便血、鼻出血等。

推荐降脂食谱

茄子炖土豆

【原料】茄子150克，土豆200克，青辣椒20克，红辣椒20克，葱5克，精盐3克，鸡精3克，高汤适量。

【做法】

①土豆去皮洗净切块，茄子洗净切滚刀块，青红辣椒洗净切丁，葱洗净切成葱花。

②炒锅上火，倒入油，油热后入葱花炒出香味，放入土豆、茄子翻炒，加精盐，放高汤用大火煮30分钟。

③将土豆、茄子煮软后用勺压成泥，加入鸡精，出锅撒入青辣椒丁。

蒸茄子

【原料】茄子1个，精盐、蒜汁、醋、香油各适量。

【做法】

①将茄子洗净，切开置碗内。

②直接放笼上蒸20分钟（也可放微波炉内大火蒸10分钟，但要加盖），蒸至烂熟。

③将茄子手撕成条状，加精盐、蒜汁、醋和适量香油拌匀，晾凉即可食用。

洋葱 Yang Cong

调节血脂,改善动脉粥样硬化

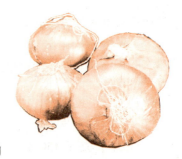

降脂关键词:前列腺素 A、洋葱精油

(1) 洋葱是极少数含有前列腺素 A 的蔬菜,前列腺素 A 是一种较强的血管扩张剂,能够软化血管,降低血液黏稠度,增加冠状动脉血流量,促进引起血压升高的钠盐等物质的排泄,因此既能调节血脂,还有降压和预防血栓形成的作用。

(2) 洋葱中含有一种洋葱精油,不仅可降低胆固醇,改善动脉粥样硬化,还能升高"好胆固醇",即高密度脂蛋白的含量。

食材小档案

【性味归经】味辛,性温;归心、脾经。

【用量】每天宜吃 90 克。

【食用人群】洋葱特别适合高血脂、高血压、动脉硬化等心血管疾病、糖尿病、癌症、痢疾、急慢性肠胃炎患者以及消化不良者。凡有皮肤瘙痒性疾病和患有眼疾、眼部充血者应少食。

● 养生常谈

洋葱不宜加热过久,以味道有些微辣为佳。另外,洋葱用于治疗感冒、咳嗽等宜生吃。

● 其他功效

杀菌、帮助消化 洋葱中的蒜素及多种含硫化合物在较短时间

第四章 可降脂的蔬菜

内可杀死多种细菌和真菌，洋葱中所含的这些植物杀菌素还具有刺激食欲、帮助消化的作用。

防治骨质疏松症 食用洋葱还能够提高骨密度，有助于防治骨质疏松症。

推荐降脂食谱

洋葱煎猪肝

【原料】洋葱（白皮）400克，猪肝400克，菜心250克，姜、精盐、味精、胡椒粉、老汤各适量。

【做法】

①菜心择去老叶，用水洗干净；洋葱切成细丝；姜切成片。

②猪肝洗净，剔去筋皮，切薄片。

③锅内油烧热，投入猪肝煎至变色，盛出。

④洋葱入锅炒黄，再放入煎好的猪肝、姜片，加入其他调味料，加热片刻即成。

素炒洋葱丝

【原料】洋葱100克，花生油、酱油、醋、精盐、味精、白糖各适量。

【做法】

①将洋葱洗净，切成细丝。

②锅置火上，加花生油，大火烧至八成热，放入洋葱丝翻炒，加少许酱油、醋、精盐、味精、白糖等调味，拌炒均匀即成。

韭菜 Jiu Cai

预防高脂血症

降脂关键词：挥发性精油、含硫化合物

（1）韭菜含有挥发性精油及含硫化合物，具有促进食欲和降低血脂的作用，对高血压、冠心病、高血脂等有一定疗效。

（2）韭菜中大量的膳食纤维与含硫化合物，能够降低胆固醇，有效预防高脂血症。

食材小档案

【性味归经】味甘、辛，性温，无毒；归肝、胃、肾经。
【用量】每天宜吃80克。
【食用人群】韭菜适宜便秘、产后乳汁不足的女性、寒性体质等人群食用；内热盛、易上火者、患疮疡、目疾者、胃肠虚弱者不宜多食。

养生常谈

韭菜有多种吃法，可作主料单炒，也可焯水后凉拌。作配料时可以与鸡蛋、肉丝同炒，香味宜人。韭菜在炒食时不可加热过久，以免破坏其中的营养成分。

其他功效

减肥 韭菜含有丰富的植物纤维素，具有减肥的作用。

第四章 可降脂的蔬菜

通便 韭菜含有丰富的胡萝卜素、维生素C以及较多粗纤维,能增进胃肠蠕动,可有效预防习惯性便秘和肠癌、痔疮等。

益肝健胃 韭菜含有挥发性精油等特殊成分,散发出一种独特的辛香气味,有助于疏调肝气、增进食欲、增强消化功能。

推荐降脂食谱

韭菜炒干丝

【原料】韭菜250克,白豆腐干1块,精盐、味精、植物油各适量。

【做法】

①先将白豆腐干切成片,再横刀切成约3厘米长的丝,放入开水锅中焯一下,捞出沥净水;韭菜择洗干净,切成约3厘米长的段。

②然后炒锅上火,放植物油,油热后倒入白豆腐干丝煸炒片刻,起锅装入碗中。

③最后原锅重新上火,下植物油,待油烧至八成热时,倒入韭菜,下精盐急炒几下,再将碗中的白豆腐干丝倒入,下味精,迅速翻炒几下,出锅装盘即成。

韭菜粳米粥

【原料】鲜韭菜、粳米各50克,精盐适量。

【做法】

①韭菜洗净,切段;粳米洗净,浸泡20分钟。

②锅内倒水烧开,放入粳米大火煮沸,转小火煮至粥将熟时,放入韭菜及精盐,再煮沸两次即可。

平菇 Ping Gu

降低人体血清总胆固醇

降脂关键词：亚油酸、木质素

平菇中所含的木质素和亚油酸有很好的降血脂作用。

食材小档案

【性味归经】味甘，性温；归脾、胃、肝经。

【用量】每天宜吃50克。

【食用人群】中老年人、心血管疾病及手足麻木、筋络不通等病证和肥胖症患者可常食平菇。

养生常谈

平菇可以炒、烩、烧。平菇鲜品出水较多，易被炒老，故烹调时需掌握好火候。

其他功效

抑制肿瘤细胞 平菇所含有的抗肿瘤细胞的多糖体对肿瘤细胞有很强的抑制作用，且具有提高人体免疫功能的特性。

增强免疫力 平菇中含有的多糖，能提高机体的免疫力。

推荐降脂食谱

平菇拌黄瓜

【原料】平菇300克，黄瓜250克，辣椒油、白糖、味精、醋、葱

第四章 可降脂的蔬菜

末、姜末、蒜末、酱油、香油、鲜汤、熟芝麻各适量。

【做法】

①先将平菇去根洗净,放入鲜汤中焯熟后捞出,沥去水分,切成片备用。

②再将黄瓜去皮、心及两头,切成细丝,垫入盘底;然后分别将葱末、姜末、蒜末放入碗内,放入酱油、精盐、味精、白糖、醋、辣椒油、香油调匀,兑成调味汁。

③食用时,将平菇均匀地放在黄瓜丝上,兑好的汁水浇在平菇上,撒上熟芝麻适量即成。

番茄平菇汤

【原料】 平菇50克,番茄100克,精盐、味精各适量。

【做法】

①平菇洗净,撕成条,放入沸水锅中。

②锅中加适量精盐、味精调味,然后放入番茄片,煮沸即可。

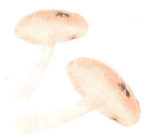

香菇 Xiang Gu
抑制体内胆固醇上升

降脂关键词:核酸类物质、香菇素、嘌呤

(1)香菇含有的核酸类物质和香菇素,能抑制体内胆固醇升高,起到降低胆固醇、降血脂的作用,还可预防动脉硬化等高脂血症并发症。

(2)香菇中含有嘌呤、胆碱、酪氨酸、氧化酶以及某些核酸物质，能起到降血压、降血脂的作用，又可预防动脉硬化、肝硬化等疾病。

食材小档案

【性味归经】味甘，性平；归胃经。

【用量】每天宜吃80克。

【食用人群】香菇比较适宜体质虚弱、久病气虚、气短乏力、饮食不香、尿频者食用。

养生常谈

香菇宜与豆腐一起烹调，有利于食欲不振、脾胃虚弱者更好地吸收营养。另外，煲汤适合用干香菇，可使汤的味道更香醇。

其他功效

防癌抗癌 香菇菌盖部分含有双链结构的核糖核酸，进入人体后，会产生具有抗癌作用的干扰素。

提高免疫力、强身健体 香菇中的麦角甾醇可转化为维生素D，促进体内钙的吸收，增强人体抵抗疾病的能力。

推荐降脂食谱

香菇冬笋粥

【原料】水发香菇、冬笋、青豆各25克，熟火腿50克，糯米100克，料酒、胡椒粉、香油、葱末、姜末、肉汤各适量。

【做法】

①将火腿、冬笋切成青豆大小。

第四章 可降脂的蔬菜

②糯米淘洗干净,放入锅内,加入肉汤,上大火煮开后加入火腿、冬笋、水发香菇、青豆、料酒、葱末、姜末,用小火煮成粥,调入胡椒粉、香油即成。

香菇炒鱼片

【原料】干香菇、里脊肉各 150 克,胡萝卜 100 克,鸡蛋清、精盐、酱油、蒜片、味精、胡椒粉、湿淀粉、植物油、香油、鲜汤各适量。

【做法】

①先将香菇放入清水中泡胀后去根蒂,挤干水分;然后将胡萝卜去皮洗净,切成片。

②接着里脊肉洗净后切成薄片,盛入碗内,加入蛋清、精盐、味精、胡椒粉、湿淀粉拌匀。

③然后炒锅上中火,放植物油烧至五成热,分别将肉片、香菇下锅滑透,倒入漏勺中。

④炒锅复上火,放植物油烧热,下蒜片炒香,再下胡萝卜片炒透,加鲜汤、酱油、味精、胡椒粉,倒入香菇,改用小火烧 10 分钟,待汤汁较少时,下肉片炒匀,加湿淀粉勾芡,淋上香油,翻炒几下即成。

Shan Yao 山药

改善血液循环,降血脂

降脂关键词:黏蛋白、多巴胺

(1)山药中所含黏蛋白能够防止血管脂肪沉积,保持血管弹性,有很好的降血脂功效。

（2）山药中的多巴胺能够扩张血管，改善血液循环，防治高血脂。

食材小档案

【性味归经】味甘，性平；归肺、脾、肾经。

【用量】每天宜吃80克。

【食用人群】适宜脾胃虚弱、长期腹泻、病后虚弱者及虚劳咳嗽、遗精、白带多者食用。山药有收涩的作用，故大便燥结者不宜食用；另外山药滋腻，有实邪者（如痰火郁结、肿块等）忌食山药。

● 养生常谈

在烹制山药前，应先去皮，以免产生麻、刺等异常口感。山药不可与碱性药物同服。

● 其他功效

滋肾益精 山药含有多种营养素，有强健机体、滋肾益精的作用，大凡肾亏、遗精、白带多、尿频等，皆可食用。

补益肺气、润肺止咳 山药含有黏液质，有润滑作用，可以益肺气、养肺阴，治疗肺虚痰嗽久咳。

降低血糖 山药含有黏液蛋白，有降低血糖的作用，可用于治疗糖尿病，是糖尿病人的食疗佳品。

推荐降脂食谱

玉米须山药粥

【原料】玉米须50克，山药100克，粟米50克。

第四章 可降脂的蔬菜

【做法】

①将玉米须洗净,晒干或烘干,研成极细末备用。

②将鲜山药洗净,去皮切成黄豆样小丁,与淘净的粟米同入沙锅内,加水浸泡片刻,大火煮沸后改用小火煮。

③粥将成时调入玉米须末,拌和均匀,继续以小火煮10分钟即成。

桂花山药

【原料】山药400克,山楂酱100克,糖桂花10克,藕粉适量,水淀粉、冰糖、白砂糖各适量。

【做法】

①山药蒸熟烂,塌成泥,和少量湿藕粉拌匀,用模具压成花形,上笼蒸约5分钟。

②锅内放清水、冰糖、白砂糖,烧开后撇去浮沫,入山楂酱化匀,放山药饼、糖桂花,用水淀粉勾薄米汤芡即成。

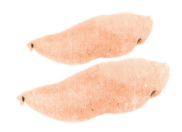

保持血管弹性
Hong Shu 红薯

降脂关键词:胶原纤维素

(1)红薯含有大量的胶原纤维素,纤维素与胆汁结合,能够抑制胆汁在小肠的吸收,而胆汁对胆固醇有消化作用,所以,适量吃红薯可有效降低血液胆固醇。

(2)红薯能够预防心血管系统的脂质沉积,预防动脉粥样硬化,减少皮下脂肪,防治过度肥胖,预防高血脂。

食材小档案

【性味归经】味甘，性平；归脾、胃、大肠经。

【用量】每天宜吃40克。

【食用人群】适宜脾胃气虚者、营养不良者、癌症患者、中老年人、心脑血管疾病患者、爱美人士、慢性肝病、肾病患者、夜盲症者、产后妇女食用。胃溃疡、胃酸过多、糖尿病患者不宜食用。

● 养生常谈

红薯中含有"气化酶"，食用后会出现烧心、吐酸水、腹胀等现象。因此，一次不要吃太多红薯，而且吃时尽量和其他食物搭配食用。

● 其他功效

治痔疮、肛裂 红薯中的膳食纤维能够治疗痔疮和肛裂。

防癌抗癌 红薯中含有绿原酸，有抑制诱癌物质的产生和减少基因突变的作用。

推荐降脂食谱

酸奶红薯泥

【原料】黄心红薯1根，果粒酸奶适量，鲜奶油2大匙。

【做法】

①将红薯洗净蒸熟，用勺子背压成泥，放入盘中，倒入鲜奶油，拌匀，整形（如果想更美观，可以用小碗装好，倒扣）。

②将酸奶淋在整好形的红薯泥上，还可以撒上喜欢的水果、干果之类。

第四章 可降脂的蔬菜

红薯羹

【原料】红薯400克,白糖、糖桂花、水淀粉各适量。

【做法】

①将红薯去皮,切成方丁,放入沸水锅中烫片刻,捞出,放清水中。

②锅置火上,放入红薯丁、清水,大火烧沸后转小火焖20分钟,加入白糖,用水淀粉勾芡,再沸时,加入少量糖桂花,起锅倒入碗中即成。

Cai Hua 菜花

良好的血管清理剂

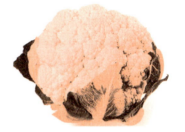

降脂关键词:类黄酮、维生素K

(1) 菜花含类黄酮较多,而类黄酮是一种良好的血管清理剂,能有效地清除血管上沉积的胆固醇,还能防止血小板的凝集,有很好地降低血脂的功效。

(2) 菜花中所含的维生素K,可以保护血管壁,增加血管的弹性,使血管不易破裂,对高血脂患者极为有益。

食材小档案

【性味归经】味甘,性平;归肾、脾、胃经。

【用量】每天宜吃70克。

【食用人群】适宜少年儿童、中老年人及脾胃虚弱、消化功能弱、大便干结者、肥胖、癌症患者食用。碘缺乏患者,如地方性甲状腺肿、地方性克汀病患者不宜食用。

养生常谈

菜花常有农药残留,为了去除残余农药,在洗菜时可将菜花放在淡盐水中浸泡几分钟。

其他功效

防止感冒 菜花中丰富的维生素 C 含量,可增强肝脏解毒能力,并能提高机体的免疫力,可防止感冒和坏血病的发生。

美白肌肤 菜花中含有二硫酚硫酮,可以抑制形成黑色素的酶及阻止皮肤色素斑的形成,经常食用可滑润开胃,对肌肤有很好的美白效果。

推荐降脂食谱

菜花瘦肉汤

【原料】菜花 50 克,猪腱肉 400 克,胡萝卜少许,洋葱半个,葱丝、姜丝各少许,胡椒粉少许,精盐适量。

【做法】

①菜花洗净切成小朵,焯水后待用;将猪腱肉洗净,剔除边角肥肉及筋膜,切大块;胡萝卜洗净切片;洋葱去皮,洗净,切成粒状。

②锅内放入适量清水烧热,放入猪肉烫透,捞出沥干。

③煲滚适量清水,放入猪腱肉块、姜丝,大火煮沸,撇净浮沫,转小火煲 40 分钟,下入菜花、胡萝卜片和洋葱粒,煮沸,然后加精盐、胡椒粉调味,撒入葱丝即可。

第四章 可降脂的蔬菜

金汤菜花

【原料】咸蛋黄3个，菜花半棵，精盐少许，花生油、生粉水各适量。

【做法】

①将菜花氽水煮熟，上碟待用。

②将咸蛋黄蒸熟后捣碎，放入锅中，加水、调味料，煮至完全溶解，勾薄芡，加花生油，淋在花菜上即可。

丝瓜

防止血脂升高

Si Gua

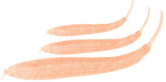

降脂关键词：膳食纤维、镁

（1）丝瓜所富含的膳食纤维可帮助人体排出多余的胆固醇，防止血脂升高，可起到维护心脑血管正常功能的作用。

（2）丝瓜中含镁比较丰富，镁有减少血液中胆固醇含量、降低血脂的功效。

食材小档案

【性味归经】味甘，性平；归肝、胃经。

【用量】每天宜吃80克。

【食用人群】月经不调、身体疲乏、痰喘咳嗽者及产后乳汁不通的妇女适宜多吃丝瓜。脾胃虚弱、腹泻的人慎食。

养生常谈

丝瓜汁水丰富,为保证口味和营养,最好现切现做。丝瓜的味道清甜,烹煮时不宜加酱油和豆瓣酱等口味较重的酱料,以免抢味。

其他功效

健脑 丝瓜中B族维生素等含量高,有利于小儿大脑发育及中老年人大脑健康,是儿童和中老年人的食疗佳品。

抗坏血病 丝瓜中维生素C含量较高,可用于抗坏血病及预防各种维生素C缺乏症。

推荐降脂食谱

芙蓉丝瓜

【原料】丝瓜150克,蛋清200克,红椒片30克,色拉油、精盐、水淀粉各适量。

【做法】

①丝瓜去皮洗净,切成滚刀块;蛋清加入精盐、水淀粉调匀待用。

②锅置火上烧热,加油,入蛋清炒至凝固,倒入漏勺沥去油。

③锅再置火上烧热,放油,同时放入丝瓜块、红椒片煸炒,加入炒熟的蛋清,再加精盐炒匀,用水淀粉勾芡即可起锅装盘。

丝瓜粥

【原料】丝瓜200克,粳米50克,虾米10克,姜、葱各适量。

【做法】

①把丝瓜洗净,去瓤,切块。

②粳米洗净,加入适量水煮粥。

③粥快熟时加入丝瓜块、虾米及葱、姜,烧沸入味即可。

第四章 可降脂的蔬菜

Wo Sun　莴笋

降压降脂保心脏

降脂关键词：镁、植物纤维素

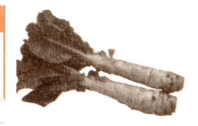

（1）莴笋中镁含量很丰富，能够减少血液中胆固醇含量，降低血脂。

（2）莴笋中还含有大量植物纤维素，能够促进肠壁蠕动，帮助减少体内脂肪，从而对降低血脂有很好的辅助作用。

食材小档案

【性味归经】味苦、甘，性凉；归脾、胃、肺经。
【用量】每天宜吃60克。
【食用人群】适宜胃肠功能虚弱、神经衰弱者及高血压、糖尿病患者食用。脾胃虚寒、腹泻、眼病患者不宜食用。

● 养生常谈

食用前应将莴笋皮和老根部分去掉，切后用开水焯一下，凉拌、炒、煮、腌制或干制都很好。烹调时，要少放精盐，不然会影响其味道。

● 其他功效

促进牙齿和骨骼生长　莴笋含有丰富的氟元素，可促进牙齿和骨骼的生长发育。

防治糖尿病　莴笋含有较丰富的烟酸，烟酸是胰岛素激活剂，经常食用对防治糖尿病有所帮助。

推荐降脂食谱

莴笋炒洋葱

【原料】莴笋150克,洋葱100克,生姜丝15克,花椒10粒,精盐、味精、调和油各适量。

【做法】

①莴笋去皮,洗净,切成粗丝。

②洋葱去蒂,洗净,切成丝。

③炒锅内放调和油烧热,下生姜丝、花椒粒、精盐、莴笋丝、洋葱丝,炒至断生,放味精搅匀,起锅即成。

凉拌双笋

【原料】莴笋条200克,鲜笋尖350克,姜汁、精盐、味精、黄酒、芝麻油各适量。

【做法】

①莴笋条用精盐腌渍5分钟,控出卤汁;笋尖去壳及质地老硬部分,放入锅中煮沸约10分钟,晾凉备用。

②将莴笋、笋尖、姜汁、精盐、味精、黄酒、芝麻油拌匀即可。

大白菜 Da Bai Cai

降低低密度脂蛋白

降脂关键词:植物固醇、纤维素

(1) 大白菜所含的植物固醇能够显著降低低密度脂蛋白胆固醇的

第四章 可降脂的蔬菜

含量，有效降血脂。

（2）大白菜中的纤维素还能够促进胃肠蠕动，增加排毒功能，能够辅助治疗高血脂。

食材小档案

【性味归经】味甘，性平；归肠、胃经。

【用量】每天宜吃150克。

【食用人群】适宜高血压、糖尿病、乳腺癌、结肠癌、痔疮、心血管疾病患者食用。脾胃虚寒者不宜多食。

● 养生常谈

切白菜时，宜顺丝切，这样白菜易熟；烹调时尽量不要用煮、焯、浸烫后挤汁等方法，以防止营养成分流失。

● 其他功效

促进消化、排毒养颜　白菜含有丰富的膳食纤维素，可以增强肠胃的蠕动，有利于废物排出，有养颜排毒之功效，还是预防糖尿病和肥胖症的理想食品。

清热泻火、利尿　大白菜含有丰富的维生素C和膳食纤维，可预防感冒、帮助排便，还有利尿之功，有助于整肠健胃和清热退火。

推荐 降脂 食谱

火腿炖白菜

【原料】火腿肉100克，黄芽菜心300克，虾子、黄酒、精盐、味精、葱段、姜片、鲜汤各适量。

【做法】

①黄芽菜心（直径约8厘米）削成圆形，放入沸水锅中烫至半熟。

②沙锅置火上，放入菜心，加黄酒、葱段、姜片、虾子、鲜汤，盖上锅盖，中火烧沸后，将火腿片排放在上面，加精盐、味精调味即成。

醋熘白菜

【原料】嫩大白菜帮300克，青椒150克，虾仁、蒜片、姜丝、鲜汤、水淀粉、花椒、香油、醋、白糖、味精、精盐各适量。

【做法】

①大白菜帮洗净切成长条；青椒切成比白菜条小一点的长条。

②油锅烧热，放入花椒粒，炸成紫红色时（注意不要炸糊），捞出花椒粒，然后放入大白菜条翻炒。

③再放入姜丝、蒜片、虾仁翻炒几下，速加醋、白糖、味精、精盐、鲜汤，加盖焖1分钟后去盖。

④待大白菜断生后加青椒，翻炒几下，调好口味，用水淀粉勾芡，淋少许香油即可出锅装入盘中。

小白菜 Xiao Bai Cai

降低胆固醇含量

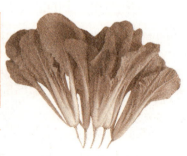

降脂关键词：镁

小白菜镁含量十分丰富，对于降低血液中胆固醇含量，降低三酰甘油有很好的作用。

第四章 可降脂的蔬菜

食材小档案

【性味归经】味甘，性平；归肺、胃、大肠经。

【用量】每天宜吃 150 克。

【食用人群】适宜高血脂、高血压、乳腺癌、痔疮、结肠癌等疾病患者食用；脾胃虚寒、大便溏薄者不宜多食小白菜。

● 养生常谈

用小白菜制作菜肴时要注意时间不宜过长，以免营养流失。小白菜与猪肉同食，可促进儿童成长。

● 其他功效

增强机体免疫力　小白菜所含各种维生素和矿物质，为保证身体的生理需要提供了物质条件，有助于增强机体免疫力。

防癌抗癌　小白菜中所含的维生素 C，在体内能形成一种透明质酸抑制物，这种物质具有抗癌作用，可使癌细胞丧失活力。此外，小白菜中含有的膳食纤维可促进大肠蠕动，增加大肠内毒素的排出，达到防癌抗癌的目的。

推荐降脂食谱

小白菜大米粥

【原料】大米 1 碗，小白菜的叶子适量。

【做法】

①将小白菜洗净，放入开水锅内煮软，切碎备用。

②将大米洗净,用清水浸泡1~2小时,放入锅内,煮30~40分钟。

③在停火前加入切碎的小白菜,再煮10分钟即成。

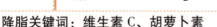

香菇扒小白菜

【原料】干香菇100克,小白菜300克,肉汤100毫升,精盐、味精、胡椒粉、水淀粉、花生油、香油各适量。

【做法】

①香菇去根蒂,泡发洗净。

②小白菜择洗干净,放入沸水中汆熟后捞出,再放入凉水中泡凉,捞出沥去水,围在盘边。

③炒锅置火上烧热,放入花生油,再放入香菇煸炒,倒入肉汤,加入精盐、味精、胡椒粉煮沸,改用小火煮5分钟,用水淀粉勾芡,淋入香油推匀,起锅,浇在小白菜上即成。

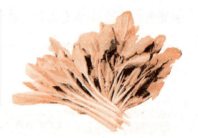

菠菜 Bo Cai

改善血脂水平

降脂关键词:维生素C、胡萝卜素

(1)菠菜中含有的维生素C能够促进胆固醇分解,可有效降低胆固醇水平,还能增强脂蛋白脂肪酶的活性,从而促进低密度脂蛋白胆固醇和甘油三酯的分解,对血脂水平有较好的改善作用。

(2)其所含有的胡萝卜素,能改善人体的血脂水平,具有预防动脉硬化、冠心病、脑卒中等高脂血症并发症的作用。

第四章 可降脂的蔬菜

食材小档案

【性味归经】味甘、淡，性寒；归肠、胃经。

【用量】每天宜吃100克。

【食用人群】适宜高血脂、高血压、糖尿病、便秘、贫血、坏血病、过敏者食用；菠菜性冷滑，胃肠虚寒及腹泻患者应尽量不食或少食。肾炎、肾结石患者不宜食。

● 养生常谈

菠菜含草酸较多，故不能直接烹调食用。吃菠菜时应先用沸水烫软，捞出再炒，这样就不会影响人体对钙质的吸收。

● 其他功效

预防缺铁性贫血　菠菜中富含人体造血原料——铁，常食可预防缺铁性贫血，令人面色红润。

清洁皮肤，抗衰老　菠菜提取物具有促进培养细胞增殖的作用，既抗衰老又能增强机体活力。

推荐降脂食谱

羊肝炒菠菜

【原料】菠菜300克，羊肝150克，鸡蛋1个，葱花、姜丝各适量，精盐、味精各半小匙，酱油、干淀粉、料酒各1大匙，白糖少许。

【做法】

①鸡蛋取蛋清；将羊肝洗净，切成薄片，加入少许精盐、蛋清、干淀粉、料酒腌渍5分钟；菠菜择洗干净，放入沸水中氽烫一下，捞出冲凉，沥干水分，切段备用。

②炒锅烧至四成热时，放入羊肝滑至八分熟，盛出备用。

③锅置火上,加少许底油烧热,先下入葱花、姜丝炒香,再放入菠菜、羊肝,然后调入料酒,加入酱油、白糖、精盐、味精,快速翻炒均匀,出锅即可。

凉拌菠菜

【原料】菠菜750克,精盐、味精适量,葱丝、姜丝少许,花椒油、香油适量。

【做法】

①将菠菜择去老叶,用水洗去泥沙,捞出控水。

②锅内放入清水烧沸,放入菠菜焯软,捞出放冷水内过凉,控净水分,置于碗内,加精盐、味精、葱姜丝拌匀,淋入花椒油,滴几滴香油即可。

南瓜 Nan Gua

防止动脉硬化

降脂关键词:维生素E、果胶

(1)南瓜中含大量的维生素E,能够显著降低血脂,防止动脉硬化,改善人体血液循环。

(2)南瓜中含有丰富的果胶,可延缓肠道对糖类和脂质的吸收,有利于降低血脂。

食材小档案

【性味归经】味甘,性温;归脾、胃经。

【用量】每天宜吃100克。

【食用人群】尤其适宜肥胖、老年便秘者食用。患有黄疸型肝炎、脚气等症的患者不能食用。

第四章 可降脂的蔬菜

● 养生常谈

南瓜中有含糖量较高的瓜瓤，若保存不好，吃后易引起中毒。因此，不可食用表皮烂了或切开后有异味的南瓜。

● 其他功效

防中毒 南瓜中含有果胶，能够延缓肠道对脂质的吸收，中和并清除体内重金属和部分农药，以防中毒。

促进生长发育 南瓜中含有丰富的锌，锌能参与人体内核酸、蛋白质的合成，是肾上腺皮质激素的固有成分，为人体生长发育的重要物质。

推荐降脂食谱

豆腐炖南瓜

【原料】南瓜300克，豆腐320克，青豆40克，大枣12颗，酱油1大匙，精盐1小匙，香油2小匙，高汤适量。

【做法】

①南瓜切大块（保留子及皮）；豆腐洗净，切大块。

②锅中加入高汤、酱油、大枣、豆腐块、青豆及南瓜块。

③先以大火煮至水沸后，改以小火焖煮至南瓜熟透，起锅前加精盐、香油调味即成。

南瓜玫瑰点

【原料】南瓜1个，玫瑰花10克，豆沙、糯米、冰糖、芝麻油各适量。

【做法】

①将南瓜洗净，从顶部切开一个小盖，挖去瓜瓤。

②将糯米淘洗干净，用水浸透，再把糯米、豆沙、冰糖、玫瑰花、芝麻油拌匀，填入南瓜肚内，盖上盖蒂，放入蒸笼蒸软。可做点心食用。

You Cai 促进多余脂肪的排出

油 菜

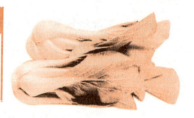

降脂关键词：膳食纤维、维生素 C

（1）油菜所含的热量较低，而且富含膳食纤维，能促进人体内多余脂肪的排出，还能增强肝脏的排毒功能，有助于降脂减肥。

（2）油菜中富含维生素 C，对于脂肪代谢有很好地维持和促进作用，辅助降血脂。

食材小档案

【性味归经】味甘，性凉；归肝、脾、肺经。

【用量】每天宜吃 150 克。

【食用人群】特别适宜患口腔溃疡、牙龈出血、瘀血腹痛及癌症患者食用。油菜性偏寒，凡脾胃虚寒、大便溏泻者不宜多食。

● 养生常谈

食用油菜时要现做现切，用大火爆炒，这样可以保持蔬菜的鲜脆，营养成分不流失。另外，熟油菜过夜后就不能再吃了，否则可能会造成亚硝酸盐沉积，易引发癌变。

● 其他功效

防癌排毒 油菜中所含的植物激素能够增加酶的形成，对进入人体内的致癌物质有吸附、排斥作用，故有防癌功能。

宽肠通便 油菜中含有大量的植物纤维素，能促进肠道蠕动，增加粪便的体积，缩短粪便在肠腔停留的时间，从而起到缓解和改善便秘、预防肠道肿瘤的作用。

第四章 可降脂的蔬菜

推荐降脂食谱

凉拌油菜

【原料】嫩油菜500克,麻油、精盐各适量。

【做法】

①将油菜梗、叶分开后洗净,切3厘米长段。

②沥干水,入滚水中煮熟,捞出沥水装盘,以麻油、精盐拌食。

油菜墨鱼汤

【原料】油菜200克,红椒2个,墨鱼肉200克,精盐适量,烧汁2大匙,料酒1大匙,高汤2大碗。

【做法】

①油菜洗净切去根部,再从中间切开;红椒洗净,去籽切条。

②墨鱼,洗净先切成厚片,然后切成条备用。

③锅置火上,加入高汤,烧沸后下入所有材料、调料煮沸,开盖中火滚煮5分钟入味即可。

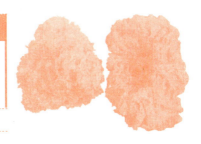

银耳 Yin Er — 促使脂肪排出体外

降脂关键词:天然植物性胶质、肝糖

(1)银耳富含天然植物性胶质和粗纤维,能够促进胃肠蠕动,减少人体对脂肪的吸收,并使脂肪排出体外,对于降低血脂有益。

(2) 银耳中含有海藻糖、多缩戊糖、甘露糖醇等肝糖，能够降低胆固醇，是有益高脂血症患者的高级滋养补品。

食材小档案

【性味归经】味甘、淡，性平；归肺、胃、肾经。

【用量】每天宜吃25克。

【食用人群】适宜癌症化疗患者、体质虚弱不耐受人参鹿茸大补者、爱美人士、肥胖之人、老年人食用。风寒感冒患者暂不能食。

● 养生常谈

冰糖银耳含糖量高，睡前不宜食用，以免血液黏稠度增高。食用变质银耳会发生中毒反应，严重者会有生命危险。

● 其他功效

提高免疫力 银耳能提高肝脏解毒能力，保护肝脏，增强机体抗肿瘤的免疫能力，还能增强肿瘤患者对放疗、化疗的耐受力。

润肤祛斑 银耳富含天然胶质，有滋阴作用，长期服用可以润肤，祛除脸部黄褐斑、雀斑。

推荐降脂食谱

银耳拌豆芽

【原料】绿豆芽150克，银耳25克，青椒50克，香油10毫升，精盐少许。

【做法】

①绿豆芽去根，洗净。

第四章 可降脂的蔬菜

②青椒去蒂、籽,洗净,切丝;银耳用水泡发,洗净。

③将炒锅上火,放水烧开,下入绿豆芽和青椒丝烫熟,捞出晾凉。银耳放入开水中烫熟,捞出过凉水,沥干水分。

④将银耳、豆芽、青椒丝放入盘内,加入精盐、香油拌匀装盘即成。

杏仁银耳汤

【原料】水发银耳150克,杏仁30克,枸杞子10克,芒果肉30克,冰糖、蜂蜜、湿淀粉各适量。

【做法】

①银耳洗净,摘成小朵;杏仁洗净,横向一片为二,温水泡去外衣;芒果肉撕成条。

②锅内放入清水,投入银耳、杏仁,烧开后撇去浮沫,改中火炖至银耳起黏,加入冰糖、芒果肉、枸杞子。

③待烧开后用蜂蜜调味,用湿淀粉勾米汤芡即可。

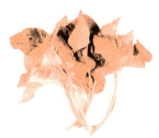

空心菜 (Kong Xin Cai)

降胆固醇和甘油三酯

降脂关键词:烟酸、维生素C

空心菜所含有的烟酸、维生素C等营养物质能够降低胆固醇、甘油三酯,具有降脂、减肥的功效。

食材小档案

【性味归经】味甘，性微寒；归胃、大肠经。

【用量】每天宜吃80克。

【食用人群】适宜便秘、痢疾、高血压、高血脂、糖尿病、疮疡、痈疖患者食用。体质虚弱、脾胃虚寒、腹泻的人不宜多食。

养生常谈

空心菜宜爆炒或焯后凉拌，旺火快炒可避免营养流失。空心菜不宜与酸奶同食，否则会影响机体对钙的吸收。

其他功效

预防癌症 空心菜是碱性食物，并含有钾、氯等调节水液平衡的元素，食后可降低肠道的酸度，预防肠道内的菌群失调，对预防癌症有益。

防暑解热，防治痢疾 空心菜汁对金黄色葡萄球菌、链球菌等有抑制作用，夏季常吃可防暑解热，防治痢疾。

推荐降脂食谱

姜汁空心菜

【原料】空心菜200克，生姜25克，味精、醋、精盐、花椒油各适量。

【做法】

①将空心菜择洗干净，放入开水中汆一下，沥干水分，切成长段。

②将生姜去皮洗净，加入精盐、味精、醋、花椒油，再加入少许矿泉水拌匀成姜汁。

③将空心菜放入盘中，加入姜汁搅拌均匀即可。

第四章 可降脂的蔬菜

蒜香空心菜

【原料】空心菜 250 克，蒜瓣 10 克，精盐、鸡精、植物油各适量。

【做法】

①空心菜择洗干净；蒜瓣去皮，洗净切末。

②炒锅置火上，倒入适量植物油，待油温烧至七成热时，加入蒜末炒香。

③放入空心菜翻炒 3 分钟，用精盐和鸡精调味即可。

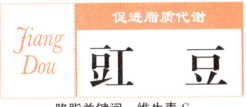

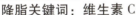

降脂关键词：维生素 C

豇豆中的维生素 C 有促进脂质代谢的作用，能够显著降低血液中的胆固醇含量。

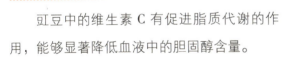

【性味归经】味甘、咸，性平；归脾、胃经。

【用量】每天宜吃 80 克。

【食用人群】适宜糖尿病、肾虚、尿频、遗精及妇科疾病患者食用。气滞便结者慎食。

养生常谈

长豇豆不宜烹调时间过长，以免造成营养损失。另外，饭豇豆作为粮食，与粳米一起煮粥最适宜，但一次不要吃太多，以免产气胀肚。

其他功效

健脾和胃 豇豆所含维生素 B_1 能维持正常的消化腺分泌和胃肠道蠕动，抑制胆碱酯酶活性，可帮助消化，增进食欲。

降血糖 豇豆的磷脂有促进胰岛素分泌、参加糖代谢的作用，是糖尿病人的理想食品。

推荐降脂食谱

素炒豇豆

【原料】豇豆200克，植物油9毫升，酱油、精盐各4克，姜丝2克。

【做法】

①将豇豆洗净，切成寸段。

②油锅烧热后放入豇豆煸炒，加入姜丝及其他作料，再略放些水，盖上锅盖，焖熟即可。

虾皮豇豆

【原料】豇豆200克，虾皮50克，红辣椒、黄辣椒、香葱、生姜、香油、醋、精盐各适量。

【做法】

①豇豆洗净切断，沸水中焯透，沥水；香葱、生姜洗净切末；红辣椒、黄辣椒分别切丝。

②虾皮洗净，沥水后放于豇豆上，再放上葱末、姜末、辣椒丝、醋及精盐拌匀，淋上香油即可。

第四章 可降脂的蔬菜

Tu Dou 预防心血管脂肪沉积

土 豆

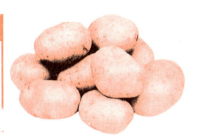

降脂关键词：粗纤维、黏液蛋白

（1）土豆富含粗纤维，可促进肠胃蠕动和加速胆固醇在肠道内代谢，具有通便和降低胆固醇的作用。

（2）土豆能供给人体大量黏液蛋白，能够预防心血管系统的脂肪沉积，保持血管弹性，辅助治疗高血脂。

食材小档案

【性味归经】味甘，性平、微凉；归脾、胃、大肠经。

【用量】每天宜吃150克。

【食用人群】适宜于消化不良、习惯性便秘、高血压、高血脂、冠心病、肾炎水肿患者食用。

● 养生常谈

土豆食用时一定要去皮；如果土豆皮发绿或有发芽部位，则不可食用。

● 其他功效

促进消化 土豆含有大量淀粉以及蛋白质、维生素等，能促进脾胃的消化功能。

美容养颜 土豆是一种碱性蔬菜，有利于体内酸碱平衡，中和体内代谢产生的酸性物质，还可通便排毒，有一定的美容、抗衰老作用。

推荐降脂食谱

土豆胡萝卜汤

【原料】土豆300克，胡萝卜200克，精盐适量。

【做法】

①土豆削皮，胡萝卜洗净、去皮，均切成滚刀块。

②锅内放入适量清水，再加入土豆块、胡萝卜块煮30分钟，捞出土豆块、胡萝卜块，压成细泥，再倒回锅中搅匀，加精盐调好口味，煮沸即成。

土豆烧牛肉

【原料】牛肉、番茄、土豆各50克，洋葱25克，精盐、白糖各适量。

【做法】

①将牛肉洗净切块；番茄洗净切块；土豆洗净，去皮切块；洋葱剥皮，洗净，切块。

②将牛肉块放入白水锅中用大火煮开，改小火煮，熟后捞出备用；牛肉汤中放入土豆块，煮熟捞出。

③炒锅中倒入适量植物油，油热后煸炒番茄块，再加入洋葱继续煸炒片刻，倒入牛肉块、土豆块，加精盐、白糖、适量清水，煮1~2分钟即可出锅。

第四章 可降脂的蔬菜

苦瓜 *Ku Gua*

切断胆固醇的来源

降脂关键词：苦瓜素、有机碱

（1）苦瓜含有的苦瓜素作用于肠道，使肠细胞孔网发生变化，拦截住脂肪和多糖等大分子进入，切断了三酰甘油酯和胆固醇的来源，起到降血脂的作用。

（2）苦瓜中含有苦味的有机碱，能够加快人体胃肠蠕动，促进胆固醇从粪便中排出。

食材小档案

【性味归经】味苦，性寒；归心、肝经。

【用量】每天宜吃 50 克。

【食用人群】适宜内热上火体质者及糖尿病、高脂血症、癌症患者食用。孕妇忌食。

养生常谈

将切好的苦瓜片撒上精盐腌渍一会儿，然后炒食，既可减轻苦味，还可以保留苦瓜特有的清香味道。

其他功效

清热泻火 苦瓜性寒，是清热泻火良品，可清肺热、肝热、大肠热及降心火，对咳嗽、口腔溃疡、眼屎多、目赤、心烦失眠等都有很好的食疗效果。

防癌 苦瓜富含维生素 C，维生素 C 是膳食抗氧化剂，能提高机体应激能力，降低发生癌变的危险性。

推荐降脂食谱

苦瓜肉片汤

【原料】苦瓜 200 克，猪瘦肉片 100 克，清汤、葱段、姜片、黄酒、精盐、味精各适量。

【做法】

①苦瓜洗净，去瓤，切厚片，加入半茶匙精盐腌半小时，放入滚水中煮 3 分钟（以去除苦味），捞出冲水，滤净。

②猪肉片加黄酒、精盐、味精腌 10 分钟，放入滚水中氽至半熟，捞出沥干。

③汤锅置火上，加入清汤、葱段、姜片，烧沸后放入猪肉片，撇去浮沫，倒入苦瓜，加入精盐、味精，拣去葱段、姜片即可。

芹菜凉拌苦瓜

【原料】芹菜 250 克，苦瓜 150 克，精盐、鸡精、香油、酱油、醋各适量。

【做法】

①将新鲜芹菜去根、叶，洗净，放入沸水锅焯一下，取出，切成 3 厘米长的小段，码入盘碗内备用。

②将苦瓜用水洗净，剖开，去籽后切成薄片，入沸水锅中焯一下，捞出，沥去水分，铺放在芹菜段上。

第四章 可降脂的蔬菜

③另取1碗，放入精盐、鸡精、香油、酱油、醋，拌和成调味汁液，浇在苦瓜片上，拌匀即成。

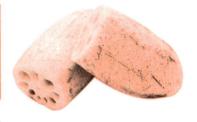

莲藕 Lian Ou

减少对脂类的吸收

降脂关键词：膳食纤维、黏液蛋白

（1）莲藕中含有大量的膳食纤维，能够降低胆固醇含量，多食莲藕能够改善脾胃的消化功能，对于防止脂肪在体内堆积而形成高血脂极为有益。

（2）莲藕中含有黏液蛋白和膳食纤维，能与人体内胆酸盐、食物中的胆固醇及甘油三酯结合，使其从粪便中排出，从而减少脂类的吸收。

食材小档案

【性味归经】味甘，性温；归心、脾、肺经。

【用量】每天宜吃80克。

【食用人群】适宜内热盛、口干渴、食欲不佳、便秘者及贫血患者、癌症患者、老年人食用。脾胃虚寒者不宜生食。

● 养生常谈

当人们食用莲藕时，藕节往往被丢掉，而藕节凉血、止血作用比莲藕强，几乎对体内出血症都具有一定的疗效，且无副作用，所以藕节不宜丢弃。

● 其他功效

健肠胃　莲藕含丰富的维生素C及食用纤维，其中黏液中的蛋白质会使切莲藕时产生拉丝的现象，具有滋补养生的效用。

防癌、抗癌　莲藕中的多酚类化合物能有效地和人体内的自由基结合，从而避免大量的自由基释放，达到防癌、抗癌的功能。

推荐降脂食谱

莲藕龙眼煲

【原料】莲藕500克，大枣（去核）60克，龙眼肉60克，糯米60克，冰糖适量。

【做法】

①莲藕洗净，切成厚2厘米的圆片；大枣、龙眼、糯米洗净。

②沙锅内加清水、糯米、大枣、龙眼肉、莲藕，旺火烧开，撇去浮沫后，用中小火炖至汤色发红，加入冰糖，烧至莲藕熟烂即成。

凉拌藕片

【原料】莲藕500克，酱油、精盐、味精、葱花、姜丝、蒜片各适量。

【做法】

①将莲藕刮去外皮，洗净后，切片。

②把莲藕片放入开水中焯一下，捞出，于凉开水中冲凉，捞出沥水。

③在莲藕片中加入葱花、姜丝、蒜片、酱油、精盐、味精调匀，装盘即可。

第四章　可降脂的蔬菜

黄花菜
Huang Hua Cai

降低血清胆固醇

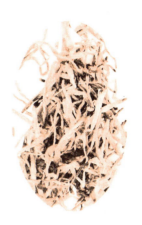

降脂关键词：镁

（1）黄花菜中的营养成分有降低血清胆固醇的功效，是预防中老年疾病和延缓机体衰老的食疗佳品。

（2）黄花菜中镁含量极高，镁能够抑制身体对胆固醇的吸收，降低三酰甘油。

食材小档案

【性味归经】味甘，性凉；归肝、肾经。

【用量】每天宜吃30克。

【食用人群】适宜老年人、爱美人士、肝炎黄疸患者、产后乳汁不下者食用。胃、十二指肠溃疡，哮喘患者不宜食用。

● 养生常谈

由于鲜黄花菜中含秋水仙碱，食用后易在胃中形成有毒的二秋水仙碱，故食用鲜菜时要煮透，或烹调前用热水浸泡数小时。

● 其他功效

美容养颜　常吃黄花菜能润泽肌肤，增强皮肤的韧性和弹力，使皮肤细嫩饱满、润滑柔软、皱褶减少、色斑消退。

安神 黄花菜能改善失眠症状、延长睡眠时间，安神、助眠作用极佳，常食还能预防失眠。

推荐降脂食谱

黄花菜面筋

【原料】黄花菜 20 克，油面筋 80 克，酱油 3 大匙，白糖 1 大匙，清水 3 大匙。

【做法】

①将黄花菜用清水泡软，择除根部硬结，然后将每根黄花菜打结。

②油面筋用热水泡软，捞出。

③炒锅中注入 2 大匙油，烧至五成热时加入黄花菜煸炒几下，再放入油面筋，炒均匀后加入所有调味料烧开，改小火烧至入味，待汤汁将收干时勾芡，翻炒匀即可。

黄花菜大米粥

【原料】黄花菜 10 克，大米 100 克，精盐适量。

【做法】

①将黄花菜发干，择净，切细。

②大米淘净，放入锅中，加清水适量煮粥，待沸后下黄花菜、精盐等，煮至粥熟服食。

第四章 可降脂的蔬菜

竹笋 Zhu Sun

降低血液中的胆固醇

降脂关键词：膳食纤维

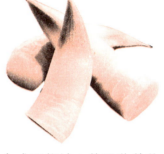

竹笋含有丰富的膳食纤维，它们能与肠道内的胆固醇代谢产物——胆酸相作用，合成不能被人体吸收的物质，被排出体外，从而降低了体内胆固醇的含量。

食材小档案

【性味归经】味甘，性微寒；归胃、大肠经。

【用量】每天宜吃 30 克。

【食用人群】单纯性肥胖、糖尿病患者、浮肿的人都适合吃竹笋。严重肾炎、尿道结石、胃痛出血、慢性肠炎、久泻滑脱者要谨慎食用。

养生常谈

近笋尖部的地方宜顺切，下部宜横切，这样烹制时易熟烂，更易入味。另外，鲜笋存放时不要剥壳，否则会失去清香味。

其他功效

预防便秘和肠癌　竹笋因纤维素含量较高，蛋白质的类型良好，脂肪含量低，能促进肠道蠕动、帮助消化、消除积食，因而是防治便秘、预防肠癌的佳蔬。

缓解和改善消化不良　竹笋含有一种白色的含氮物质，构成了竹笋独有的清香，具有开胃、促进消化、增强食欲的作用。

推荐降脂食谱

笋香双菇

【原料】袋装竹笋200克,口蘑150克,滑子菇100克,葱、姜、蒜各适量,精盐、味精、酱油、香油各适量。

【做法】

①竹笋、口蘑洗净,切片;滑子菇洗净。

②将竹笋、口蘑、滑子菇放入沸水中汆烫、沥干。

③油锅烧热,下葱、姜、蒜爆香,放入竹笋、口蘑、滑子菇,调入酱油、精盐、味精,迅速翻炒均匀,淋香油,装盘即可。

竹笋炒肉

【原料】鲜竹笋100克,猪瘦肉150克,精盐、味精等调味品适量。

【做法】

①将竹笋洗净,切丝。

②猪瘦肉洗净,切丝,勾芡。

③锅中放植物油适量,烧热后,下猪肉丝翻炒片刻,再下竹笋及调味品等,炒熟即成。

金针竹笋鸡肉汤

【原料】鸡肉200克,竹笋150克,香菇、金针菇50克,姜丝、调味品适量。

【做法】

①将鸡肉切丝,金针菇洗净,香菇、竹笋分别切丝。

②将以上食材放入热油锅内略翻炒一下,加水,煮沸后小火煲30分钟,调味即可。

第四章 可降脂的蔬菜

卷心菜
Juan Xin Cai

降低胆固醇，预防并发症

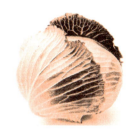

降脂关键词： 膳食纤维、生物活性物质

（1）卷心菜所含有的膳食纤维能降低胆固醇，还能阻止过多的碳水化合物被人体吸收，可降脂、减脂。

（2）卷心菜中所含有的生物活性物质，能预防血栓等高脂血症并发症。

食材小档案

【性味归经】味甘，性平；归脾、胃经。

【用量】每天宜吃100克。

【食用人群】孕妇、贫血患者宜常吃，患有溃疡病的人适宜常吃。

● 养生常谈

用卷心菜做汤时要等汤煮开后再放入卷心菜，煮时应加盖，尽量保持其营养成分不流失。

● 其他功效

预防白血病 卷心菜含有丰富的异硫氰酸丙酯衍生体，能杀死人体内导致白血病的异常细胞。

抗癌 卷心菜还含有能分解亚硝胺的酶，能消除亚硝胺的突变作用，有一定的抗癌功效。

推荐降脂食谱

木耳卷心菜

【原料】水发黑木耳25克,卷心菜150克,葱花、精盐、鸡精、植物油各适量。

【做法】

①黑木耳择洗干净,撕成小朵;卷心菜择洗干净,撕成小片。

②炒锅置火上,倒入植物油,待油温烧至七成热,炒香葱花,放入黑木耳和卷心菜翻炒5分钟,用精盐和鸡精调味即可。

卷心菜沙拉

【原料】卷心菜1/4个,豆苗半把,生菜少许,玉米粒50克,红柿子椒1/2个,洋葱1/2个,小番茄5个,酸奶半杯。

【做法】

①将卷心菜洗净,切细丝。

②生菜大叶子放在盘底,放入红椒圈和切开的小番茄,加适量豆苗和卷心菜丝,撒上洋葱圈和甜玉米粒,放入酸奶拌匀即可。

生菜 Sheng Cai

防止血管壁脂肪堆积

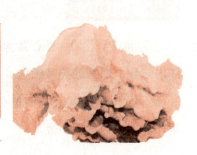

降脂关键词:莴苣素、甘露醇

(1) 生菜的茎叶中含有莴苣素,味

第四章 可降脂的蔬菜

微苦,有降低胆固醇及三酰甘油的功效,对高脂血症患者十分有益。

(2)生菜中的甘露醇等成分,能够促进血液循环,防止血管壁上脂肪的堆积,减少血液中胆固醇的含量。

食材小档案

【性味归经】味甘,性凉;归胃、膀胱经。

【用量】每天宜吃150克。

【食用人群】适宜内热体质、高血脂、肥胖、神经衰弱者食用。生菜性寒凉,脾胃虚寒者应少食;生菜有利尿的功效,所以肾虚小便清长、尿频者也不宜多食。

养生常谈

烹调生菜时时间不要太长,以防止破坏营养物质及脆嫩的口感。用于利尿、泻火时生吃更好。

其他功效

镇痛催眠 生菜茎叶中含有莴苣素,故味微苦,具有镇痛催眠作用,可用于治疗神经衰弱等。

利尿泻火 生菜中含有甘露醇等有效成分,有利尿和促进血液循环的作用,是夏季的食疗佳蔬,还可泻火解毒,解除口舌生疮、目赤等上火症状。

推荐降脂食谱

生菜拌竹笋

【原料】竹笋400克,生菜200克,香油、料酒、白糖、姜末、精盐、味精各适量。

【做法】

①将生菜洗净,切为丝;将去壳的竹笋洗净,切成滚刀片。

②把竹笋、生菜一起放入开水锅内焯一下,捞出,沥干水分后装盘。

③将精盐、味精、姜末、料酒、白糖拌入笋片、生菜丝中,再淋上香油拌匀即可。

奶汁烩生菜

【原料】 生菜、西兰花各100克,精盐、牛奶、高汤、水淀粉各适量。

【做法】

①把生菜、西兰花切小块。

②炒锅中油烧热,倒入切好的菜翻炒。

③加精盐、高汤等调味,盛盘,西兰花在中央。

④煮牛奶,加一些高汤,用精盐、水淀粉调味,熬成稠汁,浇在菜上即可。

芦荟 Lu Hui
预防动脉粥样硬化

降脂关键词:维生素E、镁

(1)芦荟中含有大量维生素E,可以降低血清胆固醇,通过阻碍胆固醇升高来

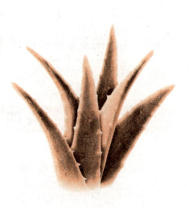

第四章 可降脂的蔬菜

防止动脉阻塞，预防多种心血管疾病。

（2）芦荟中镁含量较高，能够降低血液中胆固醇的含量，促进脂肪代谢，对高血脂有很好的辅助治疗作用。

食材小档案

【性味归经】味苦，性寒；归肝、胃、大肠经。

【用量】每天宜吃20克。

【食用人群】适合高血脂、糖尿病、胃溃疡患者食用。体质虚弱者，儿童，孕、经期女性患有痔疮出血、鼻出血者不要服用芦荟。

养生常谈

芦荟有苦味，建议加工烹制前应去掉绿皮，以水煮3～5分钟，即可去除苦味。

其他功效

胃炎、胃溃疡 芦荟是苦味的健胃轻泻剂，能促进溃疡面愈合，有利于胃炎、胃溃疡的治疗。

调节血糖 芦荟能调节体内的糖类代谢，是糖尿病患者理想的食疗保健品。

推荐降脂食谱

凉拌芦荟

【原料】芦荟150克，生姜、枸杞子各5克，香菜叶3克，熟花生油2克，精盐3克，生抽2克。

【做法】

①将芦荟洗净切片,姜去皮切末,枸杞子泡透,香菜叶洗净。

②将芦荟片用小火烫透,过凉水,放入碟中。

③在碗内加入姜末、枸杞子,入熟花生油、精盐、生抽调匀,淋在芦荟上,摆上香菜叶即可。

翡翠芦荟

【原料】菜心50克,芦荟30克,胡萝卜、调味品适量。

【做法】

①将芦荟去皮,切成条状,用冷水泡20分钟,备用。

②菜心根部切十字花刀,用开水焯过;胡萝卜切细条,放入菜心根部。

③把菜心放入盘中,芦荟放在菜心上码好,上锅蒸3~5分钟,出锅浇薄芡即成。

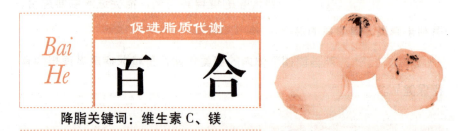

百合 Bai He

促进脂质代谢

降脂关键词:维生素C、镁

(1)百合中维生素C含量丰富,能够促进脂质代谢。

(2)百合中镁含量也十分丰富,能够减少血液中胆固醇含量,降低血脂。

第四章 可降脂的蔬菜

食材小档案

【性味归经】味甘，性平；归心、肺、大肠、小肠经。

【用量】每天宜吃40克。

【食用人群】适宜体虚肺弱者、更年期女性、神经衰弱者、睡眠不宁者食用。咳嗽痰盛者不宜食用。

养生常谈

百合是滋补佳品，四季均可食用，但以秋季为最佳。百合不宜多食，因为百合中的秋水仙碱摄入过多易引起中毒反应。

其他功效

养阴润肺，止咳平喘 根据药理研究，百合有良好的止咳作用，并可以增加肺脏内血液的灌流量，改善肺部功能。

清心安神 百合也有一定的镇静作用，可以治疗虚烦惊悸、失眠多梦、精神恍惚，特别适宜更年期女性食用。

推荐降脂食谱

百合烧菜心

【原料】油菜心8棵，鲜百合50克，精盐2克，色拉油、味精、蚝油、素汤各少许。

【做法】

①菜心洗净，一剖两片；百合瓣散洗净。

②油锅烧热，加素汤、菜心、百合略烧，放精盐、味精、蚝油调味即可。

芹菜炒百合

【原料】芹菜1棵，鲜百合100克，色拉油20克，精盐2克，素汤、味精、水淀粉各少许。

【做法】

①芹菜洗净，斜切成片；百合洗净，入沸水中略焯，捞出。

②油锅烧热，放素汤、精盐烧沸，加芹菜、百合迅速翻炒，加味精后水淀粉勾芡即可。

金针菇

Jin Zhen Gu

抑制血脂升高

降脂关键词：洗涤纤维、镁

（1）金针菇含有大量的中性洗涤纤维和酸性洗涤纤维，可以降低人体血液中的胆固醇的含量，抑制血脂升高，防治高血脂等心脑血管疾病。

（2）金针菇中的镁含量较丰富，能够减少血液中胆固醇的含量，从而降低血脂。

食材小档案

【性味归经】味甘，性凉；归肝、胃、肠经。

【用量】每天宜吃40克。

【食用人群】适合气血不足、营养不良的老人、儿童、癌症患者、肝病患者等人群食用；脾胃虚寒、慢性腹泻、关节炎、红斑狼疮患者要慎食。

第四章 可降脂的蔬菜

● 养生常谈

金针菇中含有秋水仙碱,对胃肠黏膜和呼吸道黏膜有强烈的刺激作用,因此,在食用金针菇前,最好大火煮 10 分钟,这样就可以将有害成分破坏。

● 其他功效

通便 金针菇柄中含有大量食物纤维,能促进胃肠的蠕动,将体内废物及时排出体外,有利于消化和防治便秘。

抗癌、促进新陈代谢 金针菇有抗癌作用,可有效地增强机体的生物活性,促进体内新陈代谢,有利于食物中各种营养素的吸收和利用。

推荐降脂食谱

鲫鱼炖金针菇

【原料】金针菇 100 克,鲫鱼 1 条,熟笋 50 克,料酒、精盐、醋、姜、植物油适量。

【做法】

①将金针菇去根,洗净,切成段。

②鲫鱼去鳞、内脏,洗净后放在盘中,用料酒、精盐、姜丝拌匀,腌渍片刻后去姜。

③熟笋切成片,铺在鲫鱼身上,放上金针菇段、姜丝、醋,上笼蒸熟取出,淋上植物油即可。

双鲜拌金针菇

【原料】金针菇 100 克,鸡脯肉 200 克,鲜鱿鱼 100 克,姜水、白糖、精盐、香油各适量。

【做法】

①将金针菇下沸水锅中焯透捞出，入冷水过凉。

②将鱿鱼去净外膜，切成细丝；鸡脯肉切成细丝。

③鸡脯肉丝和鱿鱼丝分别入沸姜水焯透，捞出后入冷水过凉。

④将3种原料放碗中，加入精盐、白糖、香油拌匀，装盘即成。

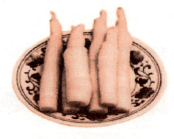

茭白

Jiao Bai

利水通便，降血脂

降脂关键词：钾

（1）茭白中的营养成分十分丰富，多种维生素能够减少血液中胆固醇的含量，降低血脂，还有抗氧化和抗衰老的作用。

（2）茭白是高钾低钠食品，可抑制血脂升高、降低胆固醇、防治心脑血管疾病，故适合高脂血症患者食用。

食材小档案

【性味归经】味甘，性凉；归脾、胃经。

【用量】每天宜吃100克。

【食用人群】适宜泌尿系感染、黄疸性肝炎、水肿、高血压患者及醉酒、产后乳少者食用。脾胃虚寒、阳痿滑精者不宜多食。

第四章 可降脂的蔬菜

● 养生常谈

由于茭白含有较多的草酸,其钙质不容易被人体所吸收,故患肾脏疾病、尿路结石或尿中草酸盐类结晶较多者不宜多食。

● 其他功效

解酒 茭白可清热解毒、除烦、生津利尿,含有丰富的有解酒作用的维生素,可解酒毒。

减肥 茭白热量低、水分高,食后易有饱足感,故茭白是爱美人士的减肥佳品。

推荐降脂食谱

茭白炒鸡蛋

【原料】鸡蛋1个,茭白200克,精盐、葱花、高汤各适量。

【做法】

①将茭白去皮,洗净,切成丝;鸡蛋磕入碗内,加入精盐调匀。

②油倒入锅中烧热,葱花爆锅,放入茭白丝翻炒几下,加入精盐及高汤,炒干汤汁,待熟后盛入盘内。

③另起锅放入油烧热,倒入鸡蛋液,同时将炒过的茭白放入一同炒拌,待鸡蛋熟后装盘即可。

茭白炒蚕豆

【原料】茭白350克,蚕豆50克,红辣椒25克,精盐、胡椒粉、排骨酱、鸡精、高汤、葱姜末、水淀粉、花生油各适量。

【做法】

①将茭白洗净,切成片,用开水焯一下,捞出,沥干水分。

②将红辣椒洗净,切成片。

③油锅置火上,待油四成热时放入葱姜末炒出香味,倒入蚕豆、红辣椒片、茭白煸炒,加入排骨酱、精盐、胡椒粉、鸡精、适量高汤炒匀,然后用水淀粉勾薄芡,出锅装盘即可。

第五章

可降脂的水果及干果

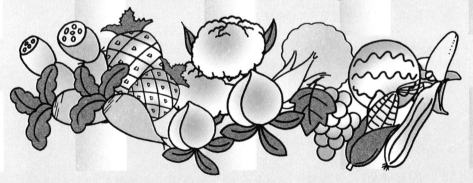

龙眼 Long Yan

加速胆固醇转化

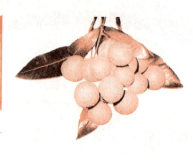

降脂关键词：维生素C、镁

（1）龙眼中富含维生素C，能够提高肝脏解毒能力，加速胆固醇转化，降低血液中胆固醇和血脂的含量。

（2）龙眼还富含镁，能够减少血液中的胆固醇含量。经常食用龙眼，能够收到很好的降血脂功效。

食材小档案

【性味归经】味甘，性温；归心、脾经。

【用量】每天宜吃10克。

【食用人群】适宜体质偏寒、年老体弱、脑力工作者食用。内热体质、有实性热病者不宜食。

● 养生常谈

龙眼可生吃，也可做药水煎服，制成果羹、浸酒等。龙眼与百合一起泡茶喝，可以舒缓紧张的神经。

● 其他功效

补益气血　龙眼含糖量高，易消化吸收，有良好的滋养补益作用，故体弱贫血、年老体衰、久病体虚者及产后妇女经常吃些龙眼很有补益作用。

保护血管　龙眼富含碳水化合物、蛋白质、多种氨基酸，尤以含

第五章 可降脂的水果及干果

维生素P量多,对中老年人而言,有保护血管、降脂、防止血管硬化和脆性的作用,很适宜年老体衰、脑力下降的人食用。

推荐降脂食谱

龙眼益智汤

【原料】龙眼肉20克,鸭肉300克,枸杞子10克,山药15克,益智仁适量。葱、姜、精盐、味精、胡椒粉各适量。

【做法】

①龙眼肉、山药、益智仁洗净。鸭肉洗净、剁块,氽去血沫。

②锅中放入葱、姜,加水,放入食材,煲至鸭肉熟烂时,加精盐、味精、调味即可。

龙眼花生汤

【原料】桂圆肉12克,花生250克,大枣15克,白糖适量。

【做法】

①将花生去杂后洗净,大枣去核后洗净。

②将花生、大枣、龙眼肉同放锅中,用中火煮沸25分钟左右,加入白糖继续煮至花生熟,盛入碗中即成。

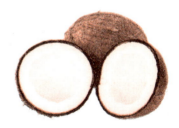

椰子 Ye Zi
减少血液中胆固醇的含量

降脂关键词:镁、钾

(1)椰子中富含镁,能够减少血液中胆固醇的含量,降低血脂。

（2）椰子中钾的含量较高，而钠的含量较低，能够抑制身体对胆固醇的吸收，降低血液中的胆固醇含量。高脂血症患者适量食用椰子，能够很好地辅助治疗疾病。

食材小档案

【性味归经】味甘，性平；归胃、脾、大肠经。

【用量】每天宜吃80克。

【食用人群】凡大便清泄者忌食椰肉；体内热盛的人不宜常吃椰子；同时病毒性肝炎、脂肪肝、支气管哮喘、高血压、脑血管、胰腺炎、糖尿病等患者也应忌食。

● 养生常谈

椰子一身都是宝，椰汁、椰肉、椰子油、椰子壳、椰树根都是治病的良药，不要随意丢弃。

● 其他功效

强身健体 椰肉油中含有癸酸、棕榈酸、油酸、月桂酸、脂肪酸及多种甾醇物质，这些物质具有补充机体营养、美容、防治皮肤病的作用。

调节月经 椰子含有植物雌激素，具有调节月经、减轻更年期症状等作用，对更年期妇女十分有益。

推荐降脂食谱

椰汁芒果西米露

【原料】芒果泥500克，清水500克，琼脂12克，柠檬汁15克，冰糖40克。

第五章 可降脂的水果及干果

【做法】

①琼脂入清水浸泡2小时至软；芒果去皮去核切小块，放入粉碎机，加入柠檬汁打成芒果泥。

②将泡软的琼脂和水、冰糖一起放入锅中煮开后小火熬至融化；加入芒果泥混合均匀熄火，倒入合适的器皿中晾凉。

③盖上盖子放入冰箱冷藏，凝固后取出切成小块即可。

椰子炖鸡

【原料】椰子半个，淮山药12克，枸杞子12克，生姜2片，大枣3枚，鸡1只，精盐适量。

【做法】

①将嫩鸡剖洗干净，去毛、内脏、皮；椰子去壳取肉，保留椰子浆；淮山药、枸杞子洗净；大枣洗净去核；生姜刮去外皮，切2片。

②将以上原料连同椰子浆放入炖盅内，加入适量凉开水，盖上盖，放入锅内，隔水蒸4小时左右，以少许精盐调味即可。

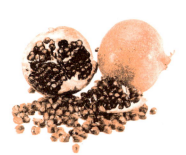

Shi Liu 辅助治疗高血脂

石 榴

降脂关键词：氨基酸、微量元素

石榴中含有的氨基酸和微量元素有很高的抗氧化作用，医学研究证实，成人如每天饮用60~80毫升石榴汁，连续饮用2周，可将氧化过程减缓40%，并可有效减少已沉积的氧化胆固醇。对于高脂血症患者来说，石榴有很好的辅助治疗作用。

食材小档案

【性味归经】味甘、酸，性温；归胃、肠经。

【用量】每天宜吃100克。

【食用人群】适宜口干舌燥者、腹泻者、扁桃体发炎者食用；便秘者、尿道炎患者、糖尿病者、实热积滞者不宜食。

养生常谈

石榴皮有很好的驱虫、杀菌作用，不宜丢弃；石榴花和叶有止血的功效，药用价值也很高。

其他功效

助消化 石榴含有多种氨基酸和微量元素，助消化，抗胃溃疡，可达到健胃提神、增强食欲、益寿延年之功效。

涩肠止血 石榴有明显的收敛作用，能够涩肠止血，加之具有良好的抑菌作用，所以是治疗腹泻、出血的佳品。

推荐降脂食谱

甜石榴西米粥

【原料】西米、石榴、蜂蜜、糖桂花各适量。

【做法】

①将鲜甜石榴去皮，取子掰散。

②西米洗净，入开水锅内略氽后捞出，再用冷水反复漂洗，沥干水分备用。

第五章 可降脂的水果及干果

③取锅加入冷水、石榴子,煮沸约 15 分钟后,滤去渣,加入西米,待再沸后,调入蜂蜜待滚,调入糖桂花,即可盛起食用。

石榴粥

【原料】石榴 1 个,大米 100 克,白糖、桂花各适量。

【做法】

①石榴剥皮、去籽、切碎。

②与大米熬煮成粥,然后调入白糖、桂花即可。

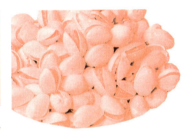

开心果 Kai Xin Guo

提高血液中高密度脂蛋白

降脂关键词:维生素 E、镁、油脂

(1)开心果中含有丰富的维生素 E,能提高血液中高密度脂蛋白,降低有害的低密度脂蛋白,改善血脂异常。

(2)开心果中富含镁,能够降低血液中的胆固醇含量,降低血脂。

(3)开心果中还富含油脂,能够润肠通便,促进胆固醇随大便排出体外。

食材小档案

【性味归经】味甘,性温;归肝、胃经。

【用量】每天宜吃 20 克。

【食用人群】适宜便秘、肝气郁结所致情绪不佳、形寒肢冷、身体虚弱者食用。

● 养生常谈

超市中卖的开心果一般都是炒熟焙干品,可以直接吃。去壳后的开心果要保持脆性,食用前烘烤 10~15 分钟为宜。

● 其他功效

抗氧化、保护视力 开心果紫红色的果衣,含有花青素,这是一种天然抗氧化物质,而翠绿色的果仁中则含有丰富的叶黄素,它不仅仅可以抗氧化,而且对保护视网膜也很有好处。

保护心脏 开心果中富含精氨酸,它不仅可以缓解动脉硬化的发生,还能降低心脏病发作危险,缓解急性精神压力反应等。

推荐降脂食谱

泡芙球

【原料】牛奶 90 克,黄油 40 克,低筋面粉 70 克,鸡蛋 3 个,黑巧克力、大杏仁、开心果、精盐各 2 克。

【做法】

① 90 克牛奶,40 克黄油,2 克精盐,加热至沸腾;筛入 70 克低筋面粉,拌到不黏容器就可以。

② 温度降到 60℃时,分次加进 3 个鸡蛋拌匀。

③ 装入裱花袋,挤到烤盘上,预热烤箱 190℃,上下火先烤 10 分钟;打开风门,继续烤 10~15 分钟。

④ 隔水融化黑巧克力,在泡芙上挤上巧克力,再加上大杏仁和开心果就可以了。

第五章 可降脂的水果及干果

苹果 Ping Guo
降低血液中胆固醇浓度

降脂关键词：果胶、类黄酮

（1）苹果中含有丰富的果胶，这是一种水溶性膳食纤维，能与胆汁酸结合，吸收多余的胆固醇和甘油三酯，并帮助其排出体外，从而降低胆固醇浓度。

（2）苹果所含有的类黄酮能降低血液黏稠度，减少血栓形成，辅助降血脂。

食材小档案

【性味归经】味酸、甘，性平；归脾、胃经。

【用量】每天宜吃200克（1~2个）。

【食用人群】适宜便秘、高血压、高血脂、癌症患者及更年期妇女食用。心肌缺血患者慎食。

养生常谈

苹果多生食，最好吃新鲜的。熟苹果止泻，生苹果通便。另外，苹果最好不要与香蕉放在一起，以免加速腐烂。

其他功效

通便排毒　苹果中含有丰富的果胶，可以刺激胃肠蠕动，加快食物排出时间，并可清除人体肠胃中的不良细菌，从而破坏癌细胞生长所必需的酶，降低患肠癌风险，还能达到减肥的效果。

抗癌防癌 苹果中的苹果酚能够抑制活性氧产生，抑制癌细胞的增殖；苹果中含有的黄酮类物质是一种高效抗氧化剂，是癌症的克星。常吃苹果可有效地防癌、抗癌。

推荐降脂食谱

苹果鲜蔬汤

【原料】苹果、甜玉米粒、番茄、圆白菜、胡萝卜各50克，鲜香菇5朵，姜丝适量，芹菜少许，胡椒粉、精盐各适量。

【做法】

①苹果去皮、去核，切厚片；胡萝卜去皮，切厚片；番茄洗净后切小块；圆白菜洗净，用手撕成小块备用；香菇洗净，切片；芹菜去老筋后切段备用。

②锅中倒入油，爆香姜丝，放入胡萝卜、香菇片炒香，加入适量清水煮开。

③将甜玉米粒和已经准备好的其他材料放入锅中同煮。煮至胡萝卜熟软，放入精盐、胡椒粉即可。

枸杞叶苹果汁

【原料】鲜枸杞叶50克，苹果200克，胡萝卜150克，蜂蜜30毫升。

【做法】

①将鲜枸杞叶、苹果、胡萝卜洗净，苹果去皮、核。

②以上均切成小片或丝，一同放入果汁机中，加入少量冷开水搅拌成汁，然后用过滤器取汁。

③将搅好的汁放入玻璃杯中，再加蜂蜜调匀即成。

猕猴桃

促进脂肪分解

Mi Hou Tao

降脂关键词：纤维素、解朊酶

（1）猕猴桃富含纤维素，能增加人体饱腹感，促进脂肪的分解，避免过多的脂肪在体内沉积，从而降低血脂水平。

（2）鲜猕猴桃中含有多种氨基酸和解朊酶，可起到降低血中胆固醇及甘油三酯水平的作用。

食材小档案

【性味归经】味甘、酸，性寒；归脾、胃经。

【用量】每天宜吃250克（2~3个）。

【食用人群】适宜高血压、心脏病、动脉硬化、消化道疾病、癌症患者和孕妇食用。脾胃虚寒者不宜多食。

养生常谈

猕猴桃需要放软才能食用，一般直接生食。吃油炸食物后吃一个猕猴桃，可减少油炸物质对人体的损害。

其他功效

防癌 猕猴桃中富含的维生素C作为一种抗氧化剂，能够有效抑制硝化反应，防止癌症发生。

活血化瘀 猕猴桃富含精氨酸，能有效地改善血液循环，阻止血栓的形成，降低冠心病、高血压、心肌梗死、动脉硬化等心血管疾病的发病率。

推荐降脂食谱

西米猕猴桃粥

【原料】猕猴桃200克，西米100克，白糖100克。

【做法】

①将猕猴桃冲洗干净，去皮，切成丁块。西米用清水浸泡发好。

②取锅放入清水，旺火烧开，加入猕猴桃西米，旺火煮沸后，再改用小火略煮，然后加入白糖调味即成。

猕猴桃绿豆汤

【原料】猕猴桃1个，绿豆50克。

【做法】

①将绿豆先加水煮熟。

②加入猕猴桃（先切成7～8块），再稍煮。本品降脂，消暑，清热，降压。

桃子 Tao Zi
加快胆固醇的排泄

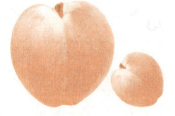

降脂关键词：肌醇、膳食纤维

（1）桃子含有的肌醇能促进人体多余脂肪的排出，具有减肥、降脂的功效。

第五章 可降脂的水果及干果

（2）桃子含有的膳食纤维能加快多余胆固醇的排泄速度，可将血液中的胆固醇控制在较为理想的水平。

食材小档案

【性味归经】味甘、酸，性温；归肝、大肠经。

【用量】每天宜吃150克。

【食用人群】适宜便秘、贫血、水肿患者及爱美人士食用。女性经期不宜食。

养生常谈

鲜桃味美甘甜，只是其表面有一层细毛，弄不好黏在皮肤上或刺激咽部会引起咳嗽，因此在食前可以在温水中放少许精盐，将桃子浸1~2分钟再洗，毛很容易就掉。

其他功效

清理肠道，预防便秘 桃子中富含果胶与纤维，这类物质到大肠中能吸收大量的水分，有助于促进肠胃蠕动，清理肠道废物，达到预防便秘的功效。

缓解贫血与水肿 桃子中含铁丰富，是缺铁性贫血患者的理想食疗佳果。此外，桃子含钾量多，含钠量少，非常适合水肿患者食用。

推荐降脂食谱

桃子干贝冬瓜汤

【原料】冬瓜400克，干贝100克，桃子1个，山楂30克，大蒜、葡萄酒、精盐、味精各适量。

【做法】

①干贝洗净,放入碗内,加入葡萄酒、大蒜,放入蒸笼中蒸1小时;冬瓜去皮瓤,切块。

②桃去皮,切块;山楂洗净,用清水浸泡半天。

③将干贝、冬瓜、桃、山楂一同放入锅中,加足量的水,投入精盐、味精炖熟。

④去生姜后,便可食用。

银耳蜜桃绿豆粥

【原料】绿豆50克,西瓜、蜜桃各25克,干银耳5克,冰糖适量。

【做法】

①绿豆洗净,用冷水浸泡3小时;银耳用冷水浸泡回软,洗净;西瓜去皮及子,切块;蜜桃去核,切瓣。

②将绿豆放入锅中,加水适量,用大火煮沸,转小火煮40分钟,下入银耳及冰糖,搅匀,煮约20分钟。

③待粥熟后,加入西瓜块和蜜桃瓣煮3分钟停火,让粥自然冷却后食用。

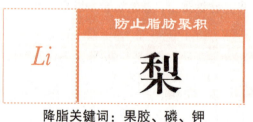
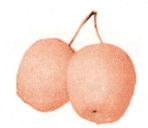

梨 Li — 防止脂肪聚积

降脂关键词:果胶、磷、钾

(1)梨中含有较多的果胶,能降低血液中的胆固醇浓度,具有防止脂肪聚集的作用。

第五章 可降脂的水果及干果

（2）梨中的磷、钾含量较高，而钠含量较低，能够显著降低血液中的胆固醇，降低血脂。

食材小档案

【性味归经】味甘、微酸，性凉；归肺、胃经。

【用量】每天宜吃150克。

【食用人群】适宜咳嗽痰少而黏、鼻咽干痒、高血压、癌症患者食用。脾胃虚寒、胃酸过多、糖尿病患者不宜食用。

养生常谈

梨可生吃，也可煮熟食用。用于清热生津宜生吃或榨汁服，用于滋阴润燥、润肺止咳宜熟食。

其他功效

润肺止咳 梨含有配糖体及鞣酸等成分，能祛痰止咳、润肺止咳，对肺结核、气管炎和上呼吸道感染导致的咽干、痒痛、音哑、痰稠等具有较好疗效。

保护心脏，降低血压 梨中含有丰富的B族维生素，能保护心脏，减轻疲劳，增强心肌活力，降低血压。

推荐降脂食谱

浙贝雪梨煲

【原料】浙贝母粉10克，雪梨2个（约600克），枸杞子5克，水淀粉、冰糖各适量。

【做法】

①雪梨刷净，去核、柄，切成1厘米见方的丁；枸杞子洗净，泡开。

②沙锅里放清水、冰糖、梨丁、枸杞子、贝母粉，用旺火烧开，改小火炖30分钟，再改旺火烧滚，用水淀粉勾米汤芡即成。

雪梨猪蹄汤

【原料】猪蹄1只，雪梨200克，精盐1小匙，味精少许，老汤1碗。

【做法】

①猪蹄去毛，洗净，剁块；雪梨切块，备用。

②猪蹄入锅，煮35分钟后加雪梨块，放入精盐、味精等调料，再煮5分钟即可。

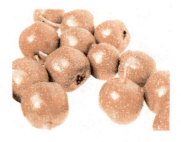

山楂 Shan Zha
降低血清胆固醇

降脂关键词：三萜类成分、黄酮类成分

（1）山楂所含有的三萜类和黄酮类成分能降低血清总胆固醇。

（2）山楂中含有的各种酸类成分具有扩张血管、改善微循环、促进胆固醇排泄的作用，从而调节血脂。

食材小档案

【性味归经】味酸、甘，性微温；归脾、胃、肝经。

【用量】每天宜吃15枚。

【食用人群】脾胃虚弱者不宜多食，胃酸过多、消化性溃疡、龋齿者及服用滋补药品期间忌食山楂。

第五章 可降脂的水果及干果

● 养生常谈

山楂和红心番石榴一起冲热水饮用，对单纯性肥胖或血脂过高者有益。

● 其他功效

开胃消食，化痰 山楂含山楂酸等多种有机酸，味酸甘，并含解脂酶，入胃后，能增强酶的作用，促进肉食消化，对于吃肉或油腻食物后感到饱胀的人，吃些山楂及制品，均可消食。

活血化瘀 山楂有很好的活血化瘀功效，可治疗月经延期、血瘀型痛经，还可治疗产后腹痛、恶露不尽。

推荐降脂食谱

山楂瘦肉汤

【原料】山楂100克，猪瘦肉200克，大枣10克，清汤、葱段、姜片、黄酒、精盐、味精各适量。

【做法】

①山楂去核，入沸水锅中焯水；猪肉洗净，切成厚片，入沸水锅中焯水后洗净。

②沙锅中加入清汤、山楂、猪肉、大枣、葱段、姜片、黄酒，烧沸后撇去浮沫，加盖炖1小时至肉熟烂，加入精盐、味精，拣去葱段、姜片即可。

菊花山楂粥

【原料】去蒂干菊花12克，山楂片10克，粳米50克，冰糖少许。

【做法】

①将干菊花、山楂片研为粉末。

②将粳米、冰糖放入锅中,加水500毫升,煮至米开汤未稠时,调入菊花、山楂末。

③然后改小火煎煮片刻,待粥稠时停火,盖紧焖5分钟即可。

预防高血脂

葡萄

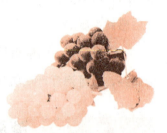

降脂关键词:钾、白黎芦醇

(1)葡萄是高钾低钠的食物,能够阻止血栓形成,并且能降低人体血清胆固醇水平及血小板的凝聚力,有预防高血脂的作用。

(2)葡萄汁中含有白黎芦醇,是降低胆固醇的天然物质。

食材小档案

【性味归经】味甘、酸,性平;归肺、脾、肾经。

【用量】每天宜吃80克。

【食用人群】适宜营养不良、肝炎、贫血、动脉硬化、神经衰弱、水肿患者食用。便秘、糖尿病、外感表证患者不宜食用。

● 养生常谈

葡萄皮有降低血中胆固醇的作用,食用时不宜丢弃。用于养血补虚时,常食葡萄干效果更佳。

第五章 可降脂的水果及干果

其他功效

防癌、抗衰老 葡萄中所含的类黄酮是一种强力抗氧化剂，可抗衰老，并可清除体内自由基。葡萄中还含有一种抗癌微量元素，可以防止健康细胞癌变，并能防止癌细胞扩散。

抗毒杀菌 葡萄中含有天然的聚合苯酚，能与病毒或细菌中的蛋白质化合，使之失去传染疾病的能力，尤其对肝炎病毒、脊髓灰质炎病毒等有很好的杀灭作用。

推荐降脂食谱

冰酒葡萄汁

【原料】葡萄 150 克，白葡萄酒 5 毫升，鲜奶 80 毫升，蜂蜜 25 克，冰块 3 克。

【做法】

①将葡萄洗净，去皮榨汁。

②将汁液与白葡萄酒和蜂蜜混合，倒入鲜奶搅匀，加冰块即可。

葡萄干核桃粥

【原料】核桃 50 克，葡萄干 20 粒，紫糯米 100 克，白糖、蜂蜜各适量。

【做法】

①核桃去壳，核桃肉切碎，去掉碎皮；葡萄干洗净；紫糯米洗净后用水浸泡 2 小时，捞出备用。

②锅置火上，放入清水、葡萄干与紫糯米，大火煮开后转小火，熬煮 20 分钟。

③把熬好的粥晾一晾，放入核桃肉碎、白糖、蜂蜜，拌匀即可。

西瓜

Xi Gua

抑制身体吸收胆固醇

降脂关键词：镁、钾

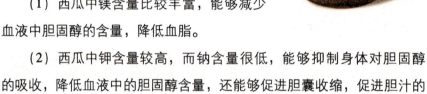

（1）西瓜中镁含量比较丰富，能够减少血液中胆固醇的含量，降低血脂。

（2）西瓜中钾含量较高，而钠含量很低，能够抑制身体对胆固醇的吸收，降低血液中的胆固醇含量，还能够促进胆囊收缩，促进胆汁的分泌和排泄，从而降低血脂。

食材小档案

【性味归经】味甘，性寒；归心、胃经。

【用量】每天宜吃100克。

【食用人群】适宜高血压，急、慢性肾炎，胆囊炎患者及高热不退者、中暑者食用。糖尿病患者少食，脾胃虚寒、湿盛溏者不宜食用。

● 养生常谈

西瓜是夏令瓜果，冬季不宜多吃。不要吃刚从冰箱里拿出来的西瓜。感冒初期不宜吃西瓜，因其会加重感冒症状或延长病情。

● 其他功效

补充水分 西瓜含有大量水分、多种氨基酸和糖，可有效补充人体的水分，防止因水分散失而中暑。

第五章 可降脂的水果及干果

利尿消炎 西瓜中的瓜氨酸、精氨酸和配糖体成分有显著的利尿降压功效,含有的精盐类对肾炎还有治疗效果。

推荐降脂食谱

鸡肉西瓜盅

【原料】小西瓜 1 个,莲子、核桃仁、薏米各 50 克,熟火腿、鸡胸肉各 50 克,葱末、姜末各 5 克,鸡汤 200 克,米酒 1 小匙,精盐少许。

【做法】

①西瓜去顶盖,去瓜瓤,做成瓜盅;鸡胸肉、熟火腿切成丁;莲子去皮、去芯,用热水烫过;核桃仁、薏米洗净后用热水烫过。

②将鸡胸肉、熟火腿以及莲子、核桃仁、薏米放入瓜盅。将鸡汤、葱末、姜末、米酒和精盐都倒入瓜盅。

③将西瓜盅放入煲汤的罐子,盖上瓜盖,置蒸盘内上蒸笼蒸 1 小时即成。

绿豆西瓜粥

【原料】西瓜皮、大米各 50 克,绿豆 25 克。

【做法】

①绿豆挑去杂质,用清水浸泡 6～12 小时,洗净;削去西瓜皮的外皮,片去红瓤,洗净,切丁;大米淘洗干净。

②锅置火上,倒入大米和绿豆,加适量清水大火煮沸,转小火煮至大米和绿豆熟烂的稠粥,放入西瓜皮丁煮 5 分钟即可。

草莓 (Cao Mei)

降低血液中胆固醇

降脂关键词：果胶、尼克酸

（1）草莓富含的果胶可以与胆汁酸结合，能够加速体内有害物质的排泄，草莓中的有机酸能够分解脂肪。

（2）草莓中含有大量的维生素C和尼克酸，能够有效降低血液中的胆固醇与血脂。

食材小档案

【性味归经】味甘，性凉；归肺、胃经。

【用量】每天宜吃50克。

【食用人群】适宜冠心病、高血压、高血脂、动脉硬化患者及体形肥胖、爱美人士及用眼过度如长期对电脑工作的人、风热目赤红肿之人食用。尿路结石病人不宜多食。肠胃虚寒、大便滑泻的人不宜多食。

养生常谈

洗草莓时，不宜把草莓蒂摘掉。去蒂的草莓若放在水中浸泡，残留的农药会进入果实内部，造成污染。另外，也不要用洗涤灵等清洁剂浸泡草莓，这些物质很难清洗干净，容易造成二次污染。

其他功效

保护视力，保养肝脏 草莓中所含的胡萝卜素是合成维生素A

第五章 可降脂的水果及干果

的重要物质，具有明目养肝的作用。

抗癌防癌 草莓是鞣酸含量丰富的食物，在体内可吸附和阻止致癌化学物质的吸收，具有防癌作用。草莓中的鞣花酸对致癌物多环芳香烃、亚硝胺、黄曲霉素和芳香胺等，均具有高效抑制效果。

推荐降脂食谱

新鲜草莓虾仁

【原料】草莓100克，虾仁300克，葱花、姜丝各少许。精盐、水淀粉、草莓酱各适量。

【做法】

①虾仁洗净，用水淀粉、精盐腌渍；草莓洗净，切两半。

②油锅烧至七成热，下入虾仁炸成球状，捞出沥油。

③另起油锅烧热，加入葱花、姜丝炒出香味，把草莓、精盐、虾球、草莓酱放入锅中，翻炒至熟即可。

草莓大枣粥

【原料】草莓100克，大枣50克，荔枝干50克，糯米150克。白糖适量。

【做法】

①将以上材料淘洗干净。

②以上材料同放入锅中，加适量水熬粥，食用时可依据个人口味添加白糖。

木瓜 (Mu Gua) —— 促进脂质代谢

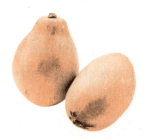

降脂关键词：维生素 C、维生素 E

（1）木瓜中含有丰富的维生素 C，能够维持血管壁的完整，促进脂质代谢。

（2）木瓜中的维生素 E 能够清除体内垃圾，使体内胆固醇维持正常水平。

食材小档案

【性味归经】味酸，性温；归肝、脾经。

【用量】每天宜吃 100 克。

【食用人群】适宜消化不良、肥胖、癌症患者及平素易感冒者、产后乳少妇女食用。脾胃虚寒、大便溏稀、伤食食积者不宜食用。

● 养生常谈

木瓜中的番木瓜碱有小毒，所以每次不宜过多食用木瓜。木瓜治疗感冒或癌症患者时宜生食。

● 其他功效

健胃消食　木瓜中的木瓜蛋白酶可将脂肪分解为脂肪酸，消化蛋白质，有利于人体对食物进行消化和吸收，故有健脾消食之功，可用于治疗胃痛、消化不良。

通乳抗癌　木瓜中的凝乳酶有通乳作用，番木瓜碱具有抗淋巴性白血病之功，故可用于通乳及辅助治疗淋巴性白血病（血癌）。

第五章 可降脂的水果及干果

推荐降脂食谱

木瓜鸡爪煲

【原料】 木瓜1个,鸡爪300克,花生50克,大枣5颗,高汤、精盐各适量,熟鸡油、白糖、胡椒粉、料酒各少许。

【做法】

①花生、大枣泡透;木瓜去皮去籽,切块。

②大枣洗净。

③锅内倒入水烧开,放入鸡爪氽烫一下,然后捞出。

④锅中加入鸡爪、花生、大枣、料酒、高汤,加盖,用小火煲40分钟。

⑤加入木瓜块,调入精盐、白糖、胡椒粉、熟鸡油,再煲15分钟至熟即可食用。

木瓜炖银耳

【原料】 木瓜300克,水发银耳100克,鲜橘皮25克,蜂蜜适量。

【做法】

①木瓜去皮、籽,切块;银耳摘成小朵;鲜橘皮切丝。

②锅中放原料,加适量水炖至软糯,食用时加入蜂蜜即可。

木瓜粥

【原料】 木瓜1个(干品20克)、粳米50克,冰糖适量。

【做法】

①先将木瓜煮汁去渣,切块。

②水开后,加入洗净的粳米,小火熬煮,待粥成时,调入少许冰糖即可食用。

柚子 You Zi

降低"坏胆固醇"含量

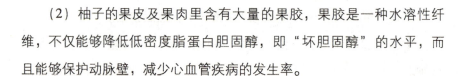

降脂关键词：钾、果胶

（1）柚子中含有钾，几乎不含钠，钾离子能有效保护血管，可降压、调节血脂、降低胆固醇含量。

（2）柚子的果皮及果肉里含有大量的果胶，果胶是一种水溶性纤维，不仅能够降低低密度脂蛋白胆固醇，即"坏胆固醇"的水平，而且能够保护动脉壁，减少心血管疾病的发生率。

食材小档案

【性味归经】味甘、酸，性寒；归肝、脾、胃经。

【用量】每天宜吃100克。

【食用人群】适宜咳嗽痰多者、孕妇及高血压、高血脂患者及醉酒之人食用。脾虚便溏者慎食。

● 养生常谈

吃柚子时不要把果皮扔掉，果皮可用来泡茶，食疗作用一样很高，室内放置柚子皮可改善空气质量。

● 其他功效

降低血液黏稠度　柚子含有生理活性物质橙皮苷、柚皮苷，可降低血液的黏稠度，减少血栓的形成，对于心脑血管疾病有较好的预防作用。

第五章 可降脂的水果及干果

促进吸收 柚子能帮助身体吸收钙及铁质,其所含叶酸有益于孕妇,有预防贫血和促进胎儿发育的功效。

推荐降脂食谱

柚子花菜

【原料】柚子2个,梨1个,白糖适量,清水600毫升,石榴粒8粒,松仁25克。

【做法】

①将柚子用刀尖削去皮后,切成4等份,去掉核,然后顺着纤维质方向切丝,放入糖腌渍。

②把梨去皮,分成两瓣,去核,切成薄片,即切成与柚子丝同样长短大小的梨丝。

③把柚子丝和梨丝依次排成扇状面码入碗中,再把石榴粒和松仁集中堆放在碗心。

④最后,将清水加白糖烧开,去除其中的沫,晾凉后倒入碗内,即可食用。

蒜香柚子皮

【原料】柚子皮300克,油、青蒜、豆豉各适量。

【做法】

①将柚子皮削去青黄的表皮,留下白色的"棉絮"内层。

②接着用开水煮10分钟,筷子能捅穿即可。然后用清水泡浸一个晚上,等第二天捞起挤干水分,漂洗干净,这样能把柚子皮中的青涩味去掉。

③挤干柚子皮中的水分,切成条状备用;青蒜切段。

④起油锅,用大火先将青蒜和豆豉煸香,然后放入柚皮翻炒一会儿,调味,加入清水,用中火煮5分钟,收汁入味即可。

柿子

促进脂质代谢

Shi Zi

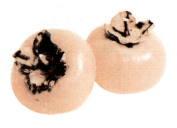

降脂关键词：维生素 C、镁

（1）柿子中含有丰富的维生素 C，在维持血管壁的完整及脂质代谢中起着重要作用。

（2）柿子中还含有一定量的镁，能够减少血液中胆固醇的含量，从而降低血脂。

食材小档案

【性味归经】味甘、涩，性寒；归肺经。

【用量】每天宜吃 80 克。

【食用人群】适宜慢性支气管炎、高血压、动脉硬化、痔疮、甲状腺疾病患者及长期饮酒者食用。糖尿病患者、胃动力不足者、贫血者不宜食用。

● 养生常谈

吃柿饼时一定不要把外面的柿霜去掉，柿霜有很好的食疗作用，可以清热，治疗口腔溃疡等。

● 其他功效

补碘 柿子含碘，因缺碘引起的地方性甲状腺肿大患者食用柿子很有益处。一般人食用柿子对预防碘缺乏也大有好处。

解酒毒 柿子能促进血液中乙醇的氧化，帮助机体排泄酒精，减少酒精对机体的伤害。

第五章 可降脂的水果及干果

推荐降脂食谱

枣柿饼

【原料】软红柿子肉100克,大枣30克,白面粉200克,植物油少许。

【做法】

①大枣洗净去核。

②将柿肉、大枣碾烂,与面粉混匀,加清水适量,制成小饼。

③用植物油将小饼烙熟即可。

柿子奶糊

【原料】柿子2个,新鲜牛奶200毫升。

【做法】

①柿子洗净,去蒂、去籽,连皮切碎。

②放入碗中捣烂,用榨汁机高速搅成糊状,用洁净纱布滤汁,倒入杯内,并倒入牛奶,搅拌均匀即可。

Huo Long Guo 火龙果

促进胆固醇的排泄

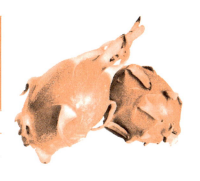

降脂关键词:镁、纤维素

(1)火龙果中富含镁,能够降低三酰甘油,促进胆固醇的排泄。

(2)火龙果中的纤维素还有润肠通便的功效,能够减肥瘦身,从而辅助治疗高血脂。

食材小档案

【性味归经】味甘、淡，性凉；归肺、胃、大肠经。

【用量】每天宜吃80克。

【食用人群】适宜便秘、糖尿病、高血脂者及爱美人士食用。脾胃虚寒、便溏之人慎食。

养生常谈

火龙果不宜冷藏，可放置于阴凉通风处，否则可能冻伤变质。火龙果与虾仁搭配食用，对身体虚弱及病后需要调理之人有益。

其他功效

通便、防肠癌 火龙果含有丰富的膳食纤维，可以刺激胃肠蠕动，加快胃肠排空时间，治疗便秘，预防大肠癌。

抗衰老 火龙果除了含丰富的白蛋白外，还含花青素，具有抗氧化、抗自由基、抗衰老的作用，还能预防脑细胞变性，抑制痴呆症的发生。

推荐降脂食谱

火龙果汤

【原料】火龙果100克。

【做法】

①把火龙果洗净，去皮，切成小块，放入锅中。

②加入适量清水，煎煮成汤即可。

火龙果哈密瓜饮

【原料】火龙果1个，哈密瓜半个，蜂蜜适量。

第五章 可降脂的水果及干果

【做法】

①火龙果切开，弃外皮，取果肉。

②与哈密瓜果肉搅碎打匀，再加入蜂蜜，用冷开水搅碎打匀后，即可饮用。

火龙果炒虾仁

【原料】火龙果1个，鲜虾仁200克，鸡蛋1个，芹菜2根，淀粉、色拉油、精盐各适量。

【做法】

①鲜虾（沙虾）去皮，用干布将虾的水分去掉，用精盐腌一会，沥干水分再用干布挤掉水分。

②把虾放在鸡蛋清中加入干淀粉，顺一个方向搅拌，最后用色拉油抓拌，静置10分钟。

③芹菜洗净切段，火龙果去皮，葱洗净切段。

④油锅不要烧得太热，把虾放进锅中用筷子顺时针打转，颜色一变就出锅。

⑤放油，芹菜、火龙果、葱花，炒两下放入虾，翻炒出锅。

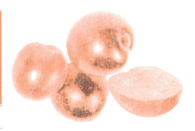

Li
zi
李 子
降低胆固醇的吸收率

降脂关键词：钾、苦杏仁苷

（1）李子是一种高钾低钠的食物，能够抑制身体对胆固醇的吸收，降低血液中的胆固醇含量，还能够促进胆囊收缩，促进胆汁的分泌和排泄，从而降低血脂。

（2）李子中的苦杏仁苷能够加快肠道蠕动，促进胆固醇随大便排出，从而降低血液中的胆固醇含量。

食材小档案

【性味归经】味甘、酸，性平；归肝、胃经。

【用量】每天宜吃 100 克。

【食用人群】一般人均可食用，尤其适合音哑或失音者。溃疡病及急、慢性胃肠炎患者忌食。

● 养生常谈

李子可以生食、煮水，也可做成果脯食用。李子一次不宜多食，一天 3~4 个为宜，但治疗肝硬化腹水则宜生食、多食，一天至少 8 个。

● 其他功效

治疗贫血 李子中的维生素 B_{12} 可促进血红蛋白的再生，非常适合贫血者食用。

消食开胃 李子能促进胃酸和胃消化酶的分泌，增加肠胃蠕动，促进消化，增加食欲。

清肝利水 新鲜李肉中含有多种氨基酸，如谷酰胺、丝氨酸、甘氨酸、脯氨酸等，生食对于治疗肝硬化腹水大有裨益。

推荐降脂食谱

李子果酱

【原料】李子 1500 克，红砂糖 500 克，水半杯。

第五章 可降脂的水果及干果

【做法】

①将李子放入锅中,加适量水,煮5~6分钟至李子熟透裂开取出。

②然后,接着把煮熟的李子放入容器中,用汤勺将李子肉压开,取出果核,再把果肉放入锅中捣烂,加入糖,用小火边煮边搅拌,煮约10分钟熄火,放凉后装罐即可。

哈密瓜 Ha Mi Gua

促进脂质代谢

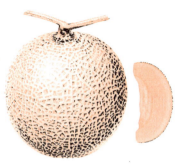

降脂关键词:维生素C

哈密瓜中的维生素C能够维持血管壁的完整,促进脂质代谢。高脂血症患者适量食用哈密瓜,有很好地防病、治病功效。

食材小档案

【性味归经】味甘,性寒;归心、胃经。

【用量】每天宜吃80克。

【食用人群】适宜胃肠积热、口舌生疮、尿路感染、暑热高热伤津患者食用。脾胃虚寒、大便溏泄者及糖尿病患者不宜多食。

● 养生常谈

未切开的哈密瓜保存起来比较容易,室温下置于避光、干燥处即可。切开后的哈密瓜,可用保鲜膜封好后放入冰箱冷藏,能保存5天左右。

● 其他功效

消暑止渴 哈密瓜有清凉消暑,除烦热,生津止渴的作用,是夏

169

季解暑的佳品。

催吐 哈密瓜的瓜蒂含苦毒素，具有催吐的作用，能刺激胃壁的黏膜引起呕吐，适量内服可急救食物中毒，而不会被胃肠吸收，是一种很好的催吐剂。

推荐降脂食谱

哈密瓜沙拉

【原料】哈密瓜1个，火龙果1个，豌豆苗、生菜、酸牛奶、精盐、柠檬汁、天然核桃油适量。

【做法】

①将火龙果洗净，从中间切开，将果肉挖成球备用。

②火龙果外壳保持原型作为器皿，哈密瓜肉同样挖成球状。

③将生菜、豌豆苗用精盐、柠檬汁、天然核桃油拌匀，放入器皿中；将火龙果球和哈密瓜也放入器皿中，再倒入酸牛奶即可。

奶油蜜瓜汤

【原料】哈密瓜半个，奶油2大匙，面粉适量，牛奶半杯，白糖少许。

【做法】

①将哈密瓜削皮，瓜肉切块。将一半瓜肉在榨汁机中搅打成汁，留少许瓜皮切丝备用。

②锅置火上，倒入奶油，熔化后撒匀面粉，然后倒入适量清水、牛奶搅匀，放入瓜肉、瓜汁煮沸，加白糖调匀，再放入瓜皮丝点缀即可。

第五章 可降脂的水果及干果

芒果
Mang Guo
防治高血脂

降脂关键词：镁、维生素C

（1）芒果中镁的含量较丰富，能够减少血液中胆固醇的含量，降低血脂。

（2）常食芒果可有效地补充维生素C，且可降低胆固醇和三酰甘油，防治心血管疾病的发生。

食材小档案

【性味归经】味甘、酸，性凉；归肺、脾、胃经。

【用量】每天宜吃50克。

【食用人群】适宜便秘、咳嗽、哮喘、高血脂患者及长期眼疲劳的人食用。皮肤病、糖尿病患者应忌食。过敏体质者或小儿慎食。

养生常谈

用于开胃消食或止晕、止吐时，芒果宜生食。将芒果和鸡蛋搭配，做成芒果鸡蛋羹，滑嫩易消化，非常适宜癌症患者食用。

其他功效

清肠胃、通便 芒果中含有大量的纤维，可以促进排便，清理肠胃，对于防治便秘有好处。

延缓衰老，健脑益智 芒果中含有芒果苷，有明显的抗脂质过氧化和保护脑神经元的作用，能延缓细胞衰老、提高脑功能。

推荐降脂食谱

芒果白玉虾

【原料】芒果250克,虾仁150克,百合25克,精盐、味精、姜花、胡萝卜片、淀粉、色拉油各适量。

【做法】

①芒果洗净、去皮,切成月牙形,炒熟。

②虾仁洗净,加精盐、味精入味,与百合分别焯水。

③油锅烧热,炒香姜片、胡萝卜片,放虾仁、百合,加精盐、味精调味,勾芡,与芒果一起装盘即可。

香芒山楂炖银耳

【原料】芒果150克,山楂、水发银耳各50克,冰糖、橘皮丝各适量。

【做法】

①芒果去皮、核,肉切丁;山楂洗净、去核;银耳摘成小朵。

②炒锅中加适量水,放原料和调料,炖至软糯即可。

杏 Xing

预防高血脂

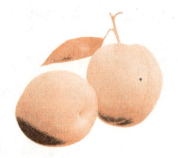

降脂关键词:黄酮类、多酚类

杏含有丰富的黄酮类及多酚类物质,能够降低体内胆固醇,可有效预防高血脂。

第五章　可降脂的水果及干果

食材小档案

【性味归经】 味甘、酸，性微温；归肝、心、胃经。

【用量】 每天宜吃 60 克。

【食用人群】 适宜动脉硬化、心脏病、肺结核、痢疾患者食用。孕妇、脾胃虚弱、儿童不宜多食。

● 养生常谈

　　杏果可以生食，也可以用未熟果实加工成杏脯、杏干等。食用杏脯、杏干，或将杏制成杏汁饮料，不但有益健康，还更安全。

● 其他功效

　　润肺、止咳、定喘　杏含苦杏仁苷，有生津止渴、润肺镇咳、定喘的功效，适用于口燥咽干、肺燥干咳、喘促气短等症。

　　抗癌防癌　杏中含维生素 C、儿茶酚、黄酮类以及苦杏仁苷等，有抑制癌细胞的作用，能够防癌和抗癌。

推荐降脂食谱

杏脯粥

【原料】 杏脯 5 克，大米 100 克，白糖适量。

【做法】

①把杏脯洗净，大米淘洗干净。

②将二者共同放入锅中，加水同煮至米烂粥熟，然后放入适量白糖调味即可。

香蕉 Xiang Jiao

降低肠道对脂肪的吸收

降脂关键词：膳食纤维

香蕉含有的膳食纤维可以吸附胆碱（调节脂肪代谢），使肠道对脂肪的吸收率下降，进而降低血脂。

食材小档案

【性味归经】味甘，性寒；归脾、胃、大肠经。

【用量】每天宜吃100克。

【食用人群】适宜大便干燥、患痔疮者食用，脾胃虚寒、急慢性肾炎及肾功能不全者忌食。

养生常谈

香蕉不宜空腹吃。因香蕉含镁丰富，空腹食用会导致体内中的镁增加，从而抑制心血管系统。

其他功效

调节肠胃 香蕉中含有的果胶可以调节肠胃的菌群生态，帮助有益菌生长和抑制有害菌生长，从而达到调节肠胃功能的效果。

消炎解毒 香蕉果肉甲醇提取物对细菌、真菌有抑制作用，可消炎解毒。

第五章　可降脂的水果及干果

推荐降脂食谱

香蕉粥

【原料】新鲜香蕉 2 根，粳米 100 克，冰糖适量。

【做法】

①香蕉去皮，切成丁。

②粳米淘洗干净，用清水浸泡 1 小时后捞出沥干。

③将锅放火上，倒入清水，加入粳米，用大火煮沸，再加入香蕉丁、冰糖，改用小火熬 30 分钟即成。

水果麦片粥

【原料】燕麦片 100 克，山楂 5 个，梨 1 个，橘子 1 个，香蕉 1 个，苹果半个，黄瓜 1 小段，白糖少许。

【做法】

①将苹果、梨、香蕉、橘子全部去皮，山楂洗净去核，黄瓜洗净，将以上各料全部切成丁块。

②将锅内加入 600 克水，放旺火上烧开，放入燕麦片，中火煮 3～5 分钟，再将切好的各种果料及白糖倒入粥中，煮片刻即成。

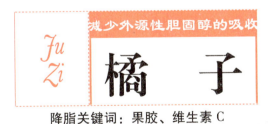

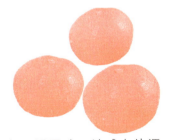

降脂关键词：果胶、维生素 C

（1）橘子中含果胶，能帮助尽快排泄脂类及胆固醇，并减少外源性胆固醇的吸收，故具有降低血脂的作用。

（2）橘子中含有丰富的维生素C，能够提高肝脏的解毒能力，可加速胆固醇转化，降低血液中胆固醇和血脂的含量。

食材小档案

【性味归经】味甘、酸，性凉；归肺、肝、胃经。

【用量】每天宜吃150克。

【食用人群】适宜咳嗽有痰、肝郁气滞、孕妇、产后乳汁不下者、贫血者食用。胃酸过多者不宜食。

● 养生常谈

剥橘子时很多人习惯将橘络也一起扔掉，其实橘络有生津止渴、祛痰止咳的作用，最好一起食用。

● 其他功效

祛痰止咳　橘子有祛痰、止咳、平喘的功效，适合咳嗽伴有喉咙痛者。橘子皮祛痰止咳效果更佳。

防治胃癌　橘汁中含有一种名为"诺米林"的物质，具有抑制和杀死癌细胞的能力，对胃癌有防治作用。

推荐降脂食谱

橘子胡萝卜汁

【原料】橘子1个，苹果1个，胡萝卜1根，白糖适量。

【做法】

①将苹果、胡萝卜洗净，切成薄片；橘子去皮，分瓣。

第五章　可降脂的水果及干果

②将准备好的各种水果与白糖、适量凉开水一起放入搅拌机搅拌，取汁饮用。

橘子番茄芹菜汁

【原料】番茄250克，橘子100克，芹菜（带叶少许）80克。

【做法】

①选成熟的番茄去蒂洗净，在沸水中烫透，捞出去皮，用消毒纱布包裹挤汁备用。

②将橘子去皮，用纱布挤汁，备用。

③芹菜洗净，去根留茎，留少许芹叶，先用开水焯一下，然后切碎，用纱布挤出汁备用。

④将上述番茄汁、橘子汁、芹菜汁混合拌匀，放入冰箱镇凉即成。

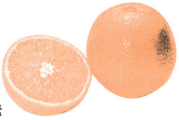

增强毛细血管弹性

橙子 Cheng Zi

降脂关键词：维生素C、类黄酮、柠檬素

（1）橙子中含有丰富的维生素C，能软化和保护血管，促进血液循环，降低血清胆固醇。

（2）橙子中所含的类黄酮和柠檬素成分，可以增加体内高密度脂蛋白的含量，降低低密度脂蛋白的含量，从而降低患高血脂的概率，并将"坏"的低密度脂蛋白运送到体外。

食材小档案

【性味归经】 味甘、酸，性凉；归肺、肝、胃经。

【用量】 每天宜吃150克。

【食用人群】 适宜胆囊炎、高血压、高血脂、癌症、胆结石患者食用。胃酸过多者不宜多食。

● 养生常谈

吃橙子前后1小时内不要喝牛奶，也不要将橙子和牛奶一同榨汁喝，因为牛奶中的蛋白质遇到果酸会凝固，影响消化吸收。

● 其他功效

促进肠道蠕动 橙子所含膳食纤维和果胶物质，可促进肠道蠕动，有利于清肠通便，排除体内有害物质。

美肤 橙子含有丰富的维生素C，可促进皮肤微循环，美白肌肤，使皮肤光滑细腻、有弹性。

推荐降脂食谱

橙香蜂蜜豆浆

【原料】 豆浆200毫升，香蕉半根，橙子1个，蜂蜜适量。

【做法】

①将香蕉、橙子去皮，与蜂蜜一起放入搅拌机里搅拌。

②待搅拌至稠黏状时，立即将豆浆冲入，再搅拌均匀即可。

第五章 可降脂的水果及干果

鲜橙汁

【原料】鲜橙子 100 克，蜂蜜 1 汤匙，苏打水适量。

【做法】

①鲜橙子放入搅拌机里榨汁。

②将搅好的橙汁倒入杯中，加入蜂蜜 1 汤匙搅拌均匀，慢慢注入苏打水 80 毫升即可。

樱桃 Ying Tao

抑制身体对胆固醇的吸收

降脂关键词：钾

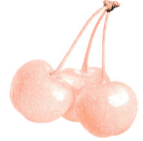

樱桃是高钾低钠食物，能够抑制身体对胆固醇的吸收，降低血液中的胆固醇含量，还能够促进胆囊收缩，促进胆汁的分泌和排泄，从而降低血脂。

食材小档案

【性味归经】味甘、微酸，性温；归脾、肝经。

【用量】每天宜吃 150 克。

【食用人群】适宜贫血、小儿麻疹、风湿腰腿痛、烧烫冻伤、爱美人士食用。凡大便干燥、口臭、鼻出血等热性病患者忌用樱桃，虚热咳嗽者也应忌食。

养生常谈

樱桃核仁含氰苷，水解后产生氢氰酸，药用时应小心中毒。樱桃与

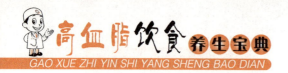

银耳搭配,非常适宜体质虚弱、关节麻木者食用。

其他功效

预防痛风 樱桃的碱性度高,有助于身体酸碱平衡,增强内分泌腺的机能,降低尿酸值,预防痛风发作。

防治贫血 樱桃的含铁量也特别高,常食樱桃可补充体内铁元素,促进血红蛋白再生,防治缺铁性贫血。

推荐降脂食谱

樱桃西米粥

【原料】新鲜樱桃200克,西米、新鲜蚕豆各80克,白糖适量。

【做法】

①将新鲜樱桃洗净,去核放入大碗,加入白糖拌匀。

②将蚕豆洗净,放入锅中用清水煮熟,取出放凉,去皮。

③将西米洗干净,在锅中放入清水,加入西米煮沸。

④待西米浮上水面时,加入白糖、处理好的樱桃与蚕豆一起煮,煮至水滚后即可盛出食用。

银耳樱桃羹

【原料】银耳60克,樱桃25克,桂花和冰糖各适量。

【做法】

①先将冰糖溶化,加入银耳煮10分钟左右。

②再加入樱桃、桂花煮沸,随意食之。

第五章 可降脂的水果及干果

荔枝 Li Zhi

辅助治疗高血脂

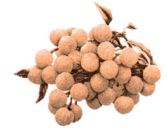

降脂关键词：维生素C

荔枝中维生素C含量十分丰富，能够维持血管壁完整和促进脂质代谢，有辅助治疗高血脂的作用。

食材小档案

【性味归经】味甘，性温；归脾、胃经。

【用量】每天宜吃80克。

【食用人群】老人、体质虚弱者及贫血、病后体弱、男性性功能障碍者宜食。上火者忌食。

养生常谈

过量食用鲜荔枝会导致"荔枝病"，主要表现为头晕、心慌、脸色苍白、饥饿感、出冷汗等，可喝一杯浓糖水来缓解。

其他功效

润肤美容　荔枝能改善人体血液循环，故有润肤美容作用。

提高抗病能力　荔枝含丰富的维生素C和蛋白质，有助于增强机体免疫功能，提高抗病能力。

推荐降脂食谱

荔枝胡萝卜鸭片

【原料】鸭脯肉250克，荔枝15颗，胡萝卜100克，鸡蛋1个，葱、姜各少许，精盐、味精、料酒、白糖、淀粉、醋、高汤、鸭油各适量。

【做法】

①将鸭脯肉去皮，切片，加入鸡蛋清、料酒、精盐、味精、淀粉拌匀；荔枝去壳去核，切成两半；胡萝卜洗净，去皮，切片；另用料酒、精盐、味精、白糖、醋、高汤、淀粉调成芡汁备用。

②油锅放入鸭油烧至七成热，逐片下入搅拌好的鸭片，炸至外焦里嫩，倒在漏勺中控油。

③油锅烧热，放入葱、姜，加入荔枝、胡萝卜片和芡汁搅匀，待汁浓时下入鸭片，炒匀即可。

荔枝大枣羹

【原料】 新鲜荔枝150克，大枣15个，白糖少许。

【做法】

①将荔枝去皮、核后切成小块。

②另将大枣洗净，先放入锅内，加清水烧开后，放入荔枝、白糖，待糖溶化烧沸，装入汤碗即可。

菠萝
Bo Luo
促进脂质代谢

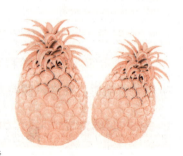

降脂关键词：维生素C、蛋白水解酶

（1）菠萝中富含维生素C，能够维持血管壁的完整，促进脂质代谢。

第五章 可降脂的水果及干果

（2）菠萝中的蛋白质水解酶能够加强体内纤维水解作用，促进血液循环，促进胆固醇随大便排出。

食材小档案

【性味归经】味甘、微酸，性平；归脾、肾经。
【用量】每天宜吃100克。
【食用人群】特别适宜肾炎、高血压、支气管炎、消化不良者食用，患有溃疡病、肾脏病和凝血功能障碍的人禁食。

养生常谈

菠萝宜用精盐水浸泡。因精盐水能去掉菠萝的酸涩味，还可以去掉菠萝酶，减少甚至消除过敏源。

其他功效

利尿消肿　菠萝果皮利尿，并可局部抗炎消水肿，加速组织愈合和修复。

活血化瘀　菠萝蛋白酶能降低血液黏度，具有抗血栓作用，对心脑血管疾病有一定的辅助治疗效果。它不仅能使血凝块消退，还可及早制止血凝块形成，而血凝块正是导致心肌梗死、脑血栓以致死亡的主要原因。因此，菠萝是心脏病患者的理想食物，对于由血凝块导致的心脑血管疾病具有缓解作用。

推荐降脂食谱

菠萝嫩姜炒鸭片

【原料】菠萝200克，嫩鸭肉250克，嫩姜50克，红辣椒2个，生抽、料酒、精盐、味精、白糖、水淀粉各适量。

【做法】

①嫩鸭肉洗净切片，加生抽、料酒、部分水淀粉拌匀，腌一会儿。

②菠萝肉切片，用精盐水浸过，捞出后冲净，加糖拌一下；红辣椒切小段；生抽、糖、精盐、味精、水淀粉放入碗内，调成味汁；嫩姜洗净，切片。

③将鸭片下温油中滑散，捞出；锅内留少许油烧热，先下姜片炒香，再下鸭片同炒，倒入调好的味汁，放入菠萝片、辣椒炒匀即成。

菠萝粥

【原料】菠萝肉100克，粳米100克，精盐适量。

【做法】

①将菠萝肉用精盐水泡一会儿，再切成小粒；粳米淘洗干净。

②锅内倒入清水烧沸，入粳米煮沸后用小火烧至粥稠，加入菠萝粒煮匀，装碗食用。

桑葚 Sang Shen

分解脂肪，降低血脂

降脂关键词：维生素C

（1）桑葚富含维生素C，对于维持血管壁的完整和促进脂质代谢有很好的效果，能够降低三酰甘油，降低胆固醇。

第五章 可降脂的水果及干果

（2）桑葚还能够促进排便，从而使胆固醇随大便排出，起到降低血脂的作用。

食材小档案

【性味归经】味甘，性寒；归肝、肾经。

【用量】每天宜吃30克。

【食用人群】尤其适合少年白发、习惯性便秘者，体虚便溏者不宜食桑葚。

养生常谈

用于清热生津时，用鲜品绞汁服；用于补肝肾养血，则需长时间吃，煎汤服用，或者做成干品入药。

其他功效

抗癌防癌 桑葚中含有一种叫"白黎芦醇"的物质，能抑制癌细胞生长。

延缓衰老 桑葚具有多种活性成分，可以调整人体免疫功能，改善皮肤血液供应，营养皮肤，延缓衰老。

推荐降脂食谱

桑葚蜂蜜粥

【原料】桑葚50克，粳米100克，蜂蜜适量。

【做法】

①桑葚、粳米洗净，放入锅内加适量水，煮30分钟。

②再加入水煮30分钟，再以小火熬至黏稠，加入蜂蜜即可。

柠檬 Ning Meng

降低血清胆固醇水平

降脂关键词：维生素C

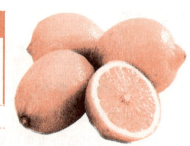

柠檬含有丰富的维生素C，可以加速胆固醇的代谢，降低血清胆固醇水平，防止血管软化。

食材小档案

【性味归经】味酸，性凉；归肝、胃经。

【用量】每天宜吃100克。

【食用人群】尤其适宜维生素C缺乏者、肾结石及高血压患者；胃溃疡、龋齿、糖尿病患者慎食。

● 养生常谈

柠檬泡水时，最好选用温开水，这样有利于更多地保持柠檬中的营养物质。

● 其他功效

预防肾结石 柠檬汁中含有大量柠檬酸盐，能够抑制钙盐结晶，从而阻止肾结石的形成，甚至已形成的结石也可被溶解掉。

排毒抗癌 柠檬富含柠檬酸及柠檬精油，可加速分解致癌物，清除肝脏杂质与毒素。

第五章 可降脂的水果及干果

推荐降脂食谱

柠檬黄瓜

【原料】柠檬2个,黄瓜1根,番茄半个,蒜末、姜末、香菜叶各适量,精盐、辣椒油、生抽各适量。

【做法】

①柠檬洗净,切片,取两三片将汁液挤在小碗中,柠檬皮切成碎末备用,将剩下的柠檬片铺在盘中;番茄洗净,切成薄片放入盘中。

②黄瓜洗净,切长段,用适量精盐腌渍约5分钟后,用清水简单冲洗,控干水分后放入盘中。

③将柠檬皮碎末与蒜末、姜末和精盐、生抽、辣椒油、柠檬汁一起放入碗中,搅拌均匀后浇在黄瓜上面,最后撒上香菜叶即可。

柠檬嫩牛肉

【原料】牛肉片250克,柠檬1/4个,洋葱丝50克,黄瓜丝50克,番茄丁30克,香菜末少许,柠檬汁10毫升,精盐1小勺,鲜鸡粉1/2小勺,白糖1/2小勺。

【做法】

①将柠檬洗净,去皮、去籽,切成小丁备用。

②将牛肉片用沸水烫一下,取出后迅速放入冰水中泡2分钟,捞起后沥干水分。

③把牛肉片、柠檬丁及其他原料、调味料一起搅拌均匀,盛入盘中即可上桌食用。

Gan Lan 橄榄 — 降低胆固醇含量

降脂关键词：镁

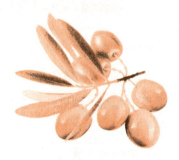

橄榄中富含镁，能够降低血液中的胆固醇含量，降低血脂。

食材小档案

【性味归经】味甘、酸，性凉；归肺、胃经。

【用量】每天宜吃80克。

【食用人群】适宜咽喉肿痛、咽炎、咳嗽患者及小儿食用。脾胃虚弱、胃酸过多者不宜多食。

● 养生常谈

因橄榄中含有大量鞣酸，与胃酸结合易形成胃石，所以不要空腹吃橄榄。

● 其他功效

润肺止咳、利咽消肿 橄榄含大量鞣酸、挥发油、香树脂醇等，有润肺止咳、滋润咽喉、抗炎消肿的作用。

生津止渴 橄榄含大量水分及多种营养物质，能有效地补充体液及营养成分，有生津止渴的作用。

第五章 可降脂的水果及干果

推荐降脂食谱

橄榄海螺汤

【原料】海螺头500克,橄榄180克,姜6片,鸡汤2500毫升,瘦肉200克,精盐、味精、胡椒粉、绍酒各适量。

【做法】

①将海螺头去黑斑及杂物,洗净。

②橄榄用刀拍破。

③将海螺头和橄榄装入炖盅内(每人1份),各注入鸡汤、姜片、烫熟瘦肉和绍酒,加盖,用湿宣纸将盖子密封,然后上笼蒸90分钟左右,食时加精盐、胡椒粉、味精调味即成。

腌橄榄果

【原料】鲜橄榄若干,精盐适量。

【做法】

①取新鲜橄榄若干,清洗干净后,滤去水分。

②将橄榄放入容器中,撒入精盐(500克橄榄/2克精盐),盖好盖子后用力摇晃几分钟,使得橄榄肉质变松,精盐渗透果肉。

③置于避光处保存,第二天即可食用。

花生 Hua Sheng
避免胆固醇在体内沉积

降脂关键词:植物固醇、卵磷脂

(1)花生中含有丰富的植物固醇,可以与胆固醇产生竞争作用,从而抑制人体对胆固醇的吸收，降低血液胆固醇水平。

（2）花生含有的卵磷脂、不饱和脂肪酸、胆碱可使人体内的胆固醇分解为胆汁酸排出体外，避免胆固醇在体内沉积，减弱高胆固醇的致病作用，防治动脉硬化和冠心病。

食材小档案

【性味归经】味甘，性平；归脾、肺经。

【用量】每天宜吃30克。

【食用人群】病后体虚，手术后恢复期进食花生有补养效果。胆病患者、血黏度高或有血栓者不宜食用。

● 养生常谈

花生经过火炒或油炸以后，其所含的维生素会被炒炸时的高温破坏掉，蛋白质、纤维素和新鲜花生衣也会部分碳化或全部碳化，这样其营养价值和药用价值也就很低了，所以不宜多食油炸花生。

● 其他功效

排毒 花生纤维组织中的可溶纤维被人体消化吸收时，能吸收液体和其他物质，然后膨胀随粪便排出，能降低有害物质在体内积存，起到排毒的作用。

止血 花生中的维生素K能起到止血的作用，尤其花生红衣的止血效果更优。

推荐降脂食谱

花生炖排骨

【原料】猪排骨200克，花生100克，姜10克，料酒1大匙，胡椒

第五章 可降脂的水果及干果

粉少许，精盐、鸡精各适量。

【做法】

①将猪排骨洗净，剁成3厘米长的段，放入沸水锅内焯水后捞出待用；花生洗净；姜洗净，切片。

②净锅置大火上，放入适量植物油，烧至五成热时，下姜片煸香，再倒入排骨炒干水分，烹入料酒炒香，加入适量清水、花生，大火烧开。

③撇去浮沫，装入煲内，用小火炖至排骨软烂，放入精盐、鸡精调好味，撒胡椒粉，淋适量鸡油即可。

花生拌芹菜

【原料】花生50克，芹菜150克，精盐、鸡精、香油各适量。

【做法】

①花生挑去杂质，洗净，煮熟，捞出，晾凉，沥干水分；芹菜择洗干净，放入沸水中焯透，捞出，晾凉，沥干水分，切段。

②取盘，放入花生的芹菜段，加精盐、鸡精和香油拌匀即可。

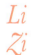 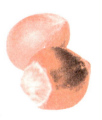

栗子 Li zi
降低血清总胆固醇含量

降脂关键词：不饱和脂肪酸

栗子中含有的不饱和脂肪酸可以有效降低血清总胆固醇和低密度脂蛋白胆固醇含量。

食材小档案

【性味归经】味咸,性温;归脾、肝、肾经。

【用量】每天宜吃80克。

【食用人群】适宜老年人、骨质疏松患者、口舌生疮之人食用。糖尿病患者忌食。

养生常谈

板栗不宜食用太多,生吃太多不易消化,熟吃太多容易滞气。用栗子治疗腰腿疼痛、跌打损伤时生吃,也可外敷。

其他功效

治疗口腔疾病 板栗中含有维生素 B_2,常吃板栗对顽固性的小儿口舌生疮和成人口腔溃疡有益。

舒筋活络、保养肠胃 常食栗子能辅助治疗腰腿疼痛,舒筋活络,并具有益气健脾,厚补肠胃的作用。

推荐降脂食谱

栗子丝瓜

【原料】丝瓜200克,栗子50克,葱花、精盐、水淀粉、鸡精、植物油各适量。

【做法】

①丝瓜刮净绿皮,洗净,切滚刀块;栗子洗净,煮熟,取肉。

②炒锅置火上,倒入植物油,待油温烧至七成热,炒香葱花,放入丝瓜和栗子肉翻炒均匀,加适量清水,盖上锅盖焖3分钟,用精盐和鸡精调味,水淀粉勾芡即可。

第五章 可降脂的水果及干果

鲜栗鸡肉汤

【原料】鸡半只（约300克），鲜栗子肉200克，香菇30克，生姜2片，料酒、精盐各适量。

【做法】

①栗子肉用开水氽烫，稍浸后捞出剥皮；香菇用水浸软，去蒂，洗净待用。

②鸡洗净，除去肠杂；起锅入沸水中加料酒氽烫，去其血污后捞出，沥水。

③将鸡、栗子肉、姜片放入煲内，加适量清水，先用大火煮沸后，用小火煲1小时，再加入香菇煲30分钟，放入精盐调味即成。

松子 Song Zi

预防心血管疾病

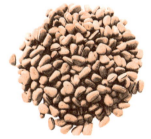

降脂关键词：不饱和脂肪酸

松子仁中富含不饱和脂肪酸，如亚油酸、亚麻酸等，能降低血脂，预防心血管疾病。

食材小档案

【性味归经】味甘，性平；归肝、肺、大肠经。

【用量】每天宜吃20克。

【食用人群】尤其适合中老年体质虚弱者、心脑血管疾病者，腹泻者、胆功能不良者不宜食。

养生常谈

松子若存放时间过久,会出现哈喇味,这样的松子不宜食用,里面含有变质产生的黄曲毒素,有致癌的作用。

其他功效

益气通便 松子富含脂肪油,能润肠通便,缓泻而不伤正气,对老人体虚便秘、小儿津亏便秘有一定的食疗作用。

健脑 松子中的磷和锰含量丰富,对大脑和神经有补益作用,是脑力劳动者的健脑佳品,对老年痴呆也有很好的预防作用。

推荐降脂食谱

松仁豆腐

【原料】北豆腐150克,松子仁25克,葱花、精盐、鸡精、植物油各适量。

【做法】
①北豆腐洗净,切块;松子仁挑去杂质,用无油炒锅炒熟。
②炒锅置火上,倒入植物油,待油温烧至七成热,炒香葱花,放入豆腐块和熟松子仁翻炒均匀,加少量清水盖上锅盖烧5分钟,用精盐和鸡精调味即可。

松仁玉米

【原料】松仁50克,嫩玉米粒200克,胡萝卜20克,葱花、姜末、料酒、高汤、精盐、水淀粉各适量。

【做法】
①松仁用油炸香炸酥。
②胡萝卜切成丁。

③锅置火上，放油烧热。下葱花、姜末爆香，加入料酒、精盐、高汤，开锅后放入玉米粒、胡萝卜丁翻炒熟，用水淀粉勾芡，撒入松仁翻匀即可。

He Tao Ren 核桃仁 保护心血管

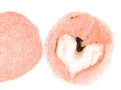

降脂关键词：不饱和脂肪酸

核桃仁含有不饱和脂肪酸，能减少肠道对胆固醇的吸收，具有降低胆固醇、防治动脉硬化的作用。

食材小档案

【性味归经】味甘，性温；归肾、肺、大肠经。

【用量】每天宜吃20克。

【食用人群】尤其适合少年白发、习惯性便秘者食用；体虚腹泻者不宜食。

● 养生常谈

吃的时候如果将核桃仁表面的褐色薄皮剥掉，会使一部分营养损失，所以最好带着薄皮吃。

● 其他功效

补肾益脑 核桃含有较多蛋白质及人体必需的不饱和脂肪酸，这些成分皆为大脑组织细胞代谢的重要物质，对脑神经有良好的保健作用，能滋养脑细胞，增强脑功能。

润肠通便 核桃含有丰富的油脂，可润肠通便，对血虚津亏便结者有效，可用于治疗产后、大病或老年人气血亏导致的便秘。

推荐降脂食谱

核桃仁炒韭菜

【原料】核桃仁50克，韭菜250克，精盐、鸡精、植物油各适量。

【做法】

①核桃仁挑去杂质；韭菜择洗干净，切段。

②炒锅置火上，倒入植物油，待油温烧至五成热时，放入核桃仁炒熟，盛出。

③炒锅留底油烧热，加韭菜段炒熟，放入熟核桃仁翻炒均匀，最后用精盐和鸡精调味即可。

决明子核桃芝麻羹

【原料】决明子30克，核桃仁30克，黑芝麻30克，薏米50克，精盐适量。

【做法】

①先将决明子、黑芝麻分别洗净后，晒干或烘干，决明子敲碎，与黑芝麻同入锅内，微火翻炒出香味后，趁热共研为细末。

②将核桃仁研成粗末。

③将薏米淘洗干净，放入沙锅内，加水适量。

④大火煮沸后，改用小火煮成稀黏糊，调入核桃仁粗末，拌和均匀，再调入决明子、黑芝麻细末、精盐，小火煮成羹即成。

第五章 可降脂的水果及干果

葵花子

Kui Hua Zi

抑制胆固醇的合成

降脂关键词：油酸、亚油酸、胆固醇、磷脂

（1）葵花子中的油酸、亚油酸等不饱和脂肪酸，可以提高人体免疫能力，抑制血栓的形成。

（2）葵花子中的胆固醇和磷脂，能够抑制人体内胆固醇的合成，防止血浆中胆固醇过多，有利于控制动脉粥样硬化，适宜高血脂伴动脉硬化患者食用。

食材小档案

【性味归经】味甘，性平；归肺、大肠经。
【用量】每天宜吃 20 克。
【食用人群】适宜动脉硬化、高血脂、神经衰弱、失眠患者食用。肝病患者、易上火者不宜多食。

养生常谈

葵花子不宜多吃，吃时最好用手剥，因为用牙嗑会在吐壳时将大量津液吐掉，会使味觉迟钝、食欲减少，也容易使舌头、口角溃烂。

其他功效

防止衰老 葵花子中丰富的维生素 E，能防止衰老，提高人体免疫力。

护发 葵花子所含维生素A原可以防止人体皮肤下层的细胞坏死脱落，使头发变得秀丽柔软。

推荐降脂食谱

葵花子粥

【原料】粳米、生葵花子、精盐各适量。

【做法】

①将粳米淘洗干净，用冷水浸泡半小时，捞出，沥干水分。

②将生葵花子去壳，得葵花子仁。

③取锅放入冷水、葵花子仁、粳米，先用旺火煮沸，再改用小火煮约15分钟，加入精盐调味，即可盛起食用。

土豆葵花子糕

【原料】鲜山药、土豆各500克，核桃仁、大枣、山楂、葵花子仁适量，蜂蜜适量。

【做法】

①将山药、土豆煮烂熟后，去皮，混合压成泥。再摊压成厚饼状。

②然后把核桃仁、去核的大枣及山楂碾碎，与葵花子仁一起撒在山药泥饼上，放于蒸锅内，以大火蒸10分钟，取出后浇上适量蜂蜜当点心食用。

第五章 可降脂的水果及干果

促进胆固醇代谢

榛子

Zhen Zi

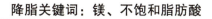

降脂关键词：镁、不饱和脂肪酸

（1）榛子富含镁，能够降低血液中的胆固醇含量。

（2）榛子中富含人体不能自身合成的不饱和脂肪酸，这种物质既可促进胆固醇的代谢，又可以软化血管，维护毛细血管的健康，对于高血脂有很好的防治作用。

食材小档案

【性味归经】味甘，性平；归脾、胃、肝经。

【用量】每天宜吃20克。

【食用人群】尤其适合饮食减少、体倦乏力、癌症、糖尿病者食用；胆功能不良者不宜食用。

养生常谈

榛子做成熟食比生吃，营养更容易吸收。"电脑族"多吃榛子对视力有很好的保健作用。

其他功效

补气益血 榛子对于女性来说有补气益血的作用，常吃可补充气血。

延缓衰老 榛子的维生素E含量高达36%，能有效延缓衰老，防治血管硬化，润泽肌肤。

推荐降脂食谱

榛子山药饮

【原料】榛子60克，山药50克，党参12克，陈皮10克。

【做法】

①榛子去壳，洗净；山药洗净，切小块。

②党参、陈皮以水500克，文火煮30分钟，去渣取汁。

③以药汁煮榛子肉、山药块，小火熬熟。

油炸胡榛子仁

【原料】榛子仁100克，精盐、生油各适量。

【做法】

①将胡榛子仁去杂，洗净晾干，放入精盐水中腌渍几小时。

②捞出沥干水分，放入油锅炸至金黄色，捞出即可。

杏仁 Xing Ren

降低胆固醇含量

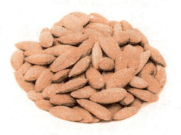

降脂关键词：黄酮类、多酚类

杏仁含有丰富的黄酮类和多酚类物质，这些物质能够降低人体内胆固醇的含量，预防和降低高血脂的发病危险。

第五章 可降脂的水果及干果

食材小档案

【性味归经】味酸,性温;归肺、大肠经。

【用量】每天宜吃 20 克。

【食用人群】适宜咳嗽、便秘、癌症患者食用。大便溏泻者不宜多食。

养生常谈

咳嗽有痰属新病者宜用苦杏仁,虚劳咳嗽宜食甜杏仁。另外,作为祛痰剂来用时,应将杏仁压碎,加水煎煮,含漱比喝下效果更佳。

其他功效

抗癌、防癌 杏仁中的杏仁苷具有杀灭癌细胞并抑制其增殖的功能,可以缓解癌症患者的疼痛,是良好的抗癌防癌物质。

美容 杏仁能促进皮肤的微循环,使皮肤保持红润光泽,具有美容的功效。

推荐降脂食谱

猪肺杏仁粥

【原料】杏仁 10 克,猪肺 50 克,粳米 100 克。

【做法】

①杏仁去皮,捣成泥状。

②猪肺加水煮至七成熟,捞出切碎,再将粳米、杏仁、猪肺加水同煮为粥。

海带绿豆甜杏仁汤

【原料】 海带20克，绿豆1大匙，甜杏仁10克，玫瑰花、生姜少许，红糖50克。

【做法】

①将海带、绿豆、甜杏仁洗净浸透，玫瑰花洗干净，生姜切片。

②锅内加水烧开，放入海带、姜片煮一小会儿，在瓦煲中加入清水烧开，将海带、绿豆、甜杏仁、玫瑰花放入瓦煲中煮30分钟，调入红糖即成。

大枣 Da Zao

降低血清胆固醇

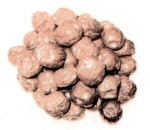

降脂关键词：维生素C、芦丁

（1）大枣中含有丰富的维生素C，被称为"鲜活的维生素C丸"，能够使体内的胆固醇转变为胆汁酸，降低血清胆固醇和三酰甘油酯水平，保护血管，同时增强人体抵抗力。

（2）大枣中所含的芦丁，能够促使血管软化，对于高脂血症患者有一定辅助治疗作用。

食材小档案

【性味归经】 味甘，性温；归脾、胃、心经。

【用量】 每天宜吃20克。

【食用人群】 尤其适合女性、中老年人食用；脾胃虚寒、牙病、便秘者不宜食。

第五章 可降脂的水果及干果

● 养生常谈

枣皮中含有丰富的营养成分，炖汤时应连皮一起烹调。过多食用大枣会引起胃酸过多和腹胀，以每次不超过20枚为宜。

● 其他功效

补气补血 大枣富含铁，可补脾生血，是补气生血的理想食品，适宜体质虚弱、贫血者及女性月经后食用。

防治骨质疏松 大枣中富含钙，对防治骨质疏松有重要作用，是女性更年期及中老年人的食疗佳品。

推荐降脂食谱

花生大枣瘦肉汤

【原料】花生100克，大枣10克，猪瘦肉250克，清汤、葱段、姜片、黄酒、精盐、味精各适量。

【做法】

①花生洗净；大枣去核；猪瘦肉洗净，切成块，入沸水锅焯水后洗净。

②汤锅中加入清汤、葱段、姜片、黄酒、花生、大枣和肉片，烧沸后撇去浮沫，加盖炖1小时至猪肉熟烂，加入精盐、味精，拣去葱段、姜片即可。

百合龙眼大枣粥

【原料】百合25克，龙眼50克，大枣15枚，大米100克，冰糖适量。

【做法】

①百合洗净泡软,大枣洗净拍裂去核,龙眼肉掰散。

②粳米淘净沥干,晾约20分钟。

③粳米入锅,加水约6碗熬粥,待米熟烂后加入百合、大枣、龙眼,滚沸1分钟加入冰糖调味,再继续煮2~3分钟即可。

第六章

可降脂的肉类

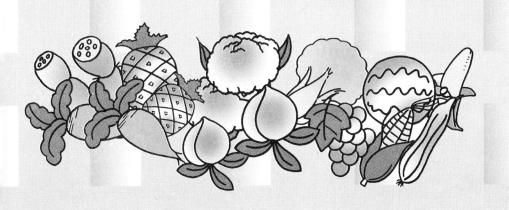

鳕鱼 *Xue Yu*

降低胆固醇含量

降脂关键词：硫胺素、B族维生素

鳕鱼含有丰富的硫胺素、B族维生素、钙、磷、钾、钠、锰等矿物质，这些营养成分对心脑血管好，可以降低胆固醇的含量。

食材小档案

【性味归经】味甘、酸，性温；归肝、肠经。
【用量】每天宜吃80克。
【食用人群】跌打损伤、瘀伤、脚气、火伤、溃疡之人均可食用；痛风患者不宜食。

● 养生常谈

鳕鱼食用时，若加入过量的精盐，会导致高血压患者症状加重，所以鳕鱼食用时要少放精盐，口味清淡为佳。

● 其他功效

益智　鳕鱼营养丰富，富含蛋白质及多种维生素、矿物质，肉质鲜美易吸收，可以增强人体免疫系统，抗癌、抗炎，还能保护心血管系统，促进智力和记忆力增长。

保护心血管系统　鳕鱼中镁含量也很丰富，可以很好地保护心血管系统，有利于预防高血压、心肌梗死等疾病，尤其适合中老年人食用。

第六章 可降脂的肉类

推荐降脂食谱

酸辣鳕鱼羹

【原料】鳕鱼 400 克，瘦猪肉 50 克，油菜 25 克，鸡蛋 3 个，胡椒粉 10 克，精盐 5 克，醋 10 毫升，味精 3 克，大葱 8 克，紫菜（干）40 克，香油 8 毫升，淀粉（豌豆）5 克，黄酒 10 毫升，植物油 50 毫升，姜 10 克。

【做法】

①将鳕鱼肉煮后，趁热拆去所有骨刺，鱼肉切成丝。紫菜用温开水洗净，猪瘦肉丝加精盐、黄酒、湿淀粉调味上浆。

②锅内注油烧热，投姜丝、葱花爆香，添入鲜汤烧沸，接着下猪肉丝、鳕鱼丝、青菜丝、紫菜，加精盐、味精、胡椒粉调味。

③鸡蛋打入碗中，略加调散后倒入汤中，用湿淀粉勾薄芡。起锅前烹醋，滴入麻油，倒入汤碗中，撒入葱花，趁热食用。

草菇鱼片粥

【原料】粳米 150 克，鳕鱼 200 克，青豆 20 克，草菇 50 克，大葱 3 克，姜 2 克，精盐 2 克，味精 2 克，香油 2 毫升。

【做法】

①粳米洗净，用冷水浸泡半小时，放入锅中，加入约 1200 毫升冷水，用旺火烧沸后，改用小火慢煮成粥底。

②鳕鱼洗涤整理干净，切长方形薄片。草菇、青豆焯水烫透，捞出，沥干水分备用。

③锅中倒入高汤煮沸，下入姜末、草菇略煮一下，加入粥底煮开，再加入鳕鱼片煮熟，最后加入其他调料调匀，下青豆，撒葱，出锅装碗即可。

平鱼 Ping Yu —— 降低胆固醇

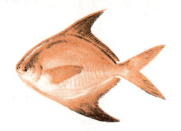

降脂关键词：不饱和脂肪酸、镁

（1）平鱼含有丰富的不饱和脂肪酸，有降低胆固醇的功效，尤其对高血脂、高胆固醇的人来说是一种最具疗效的食品。

（2）平鱼中镁含量也很丰富，能够降低血液中的胆固醇含量，有很好的降脂功效。

食材小档案

【性味归经】味甘，性平；归胃经。

【用量】每天宜吃100克。

【食用人群】适宜心血管疾病患者、年老体虚者食用；平鱼为发物，慢性疾病及过敏性皮肤病患者不宜食用。

● 养生常谈

平鱼在煎炸时要用植物油，不能用动物油炸制，那样会增加胆固醇含量。

● 其他功效

预防癌症 平鱼含有丰富的微量元素硒和镁，对冠状动脉硬化等心血管疾病有预防作用，并能延缓机体衰老，预防癌症的发生。

第六章 可降脂的肉类

推荐降脂食谱

鲜笋平鱼片

【原料】平鱼650克,冬笋300克,植物油20毫升,黄酒10毫升,香油5克,胡椒粉3克,淀粉(玉米)3克,精盐3克,大葱5克,姜2克,大蒜5克。

【做法】

①将平鱼去内脏、头、尾,取净肉片成片;冬笋去皮,洗净切成片,下入开水锅内加精盐煮开,捞出控水备用;大蒜、葱姜均切末;胡椒粉、香油、水淀粉调匀成芡汁。

②炒锅注油烧至七成热,放入鱼片煎至两面金黄色,加入葱蒜、笋片,烹入黄酒,倒入芡汁,烧5分钟即可。

荷叶平鱼

【原料】平鱼600克,荷叶50克,红辣椒20克,大葱15克,姜5克,芡粉10克,蚝油1克,味精1克,香油2毫升。

【做法】

①葱、姜和辣椒切丝备用。

②荷叶切长片,平铺盘里,上置平鱼,然后用大火蒸4分钟后取出。

③葱、姜、辣椒和蚝油、味精、香油、高汤少许以生粉水勾芡搅拌淋在荷叶平鱼上即可。

鹌鹑

An Chun —— 抑制身体对胆固醇的吸收

降脂关键词：镁、钾

（1）鹌鹑肉是典型的高蛋白、低脂肪、低胆固醇食物，其富含镁，能够降低血液中的胆固醇含量，降低血脂。

（2）鹌鹑肉钾含量较高，钠的含量比较低，能够抑制身体对胆固醇的吸收，降低血液中的胆固醇含量，还能够促进胆囊收缩，促进胆汁的分泌和排泄，从而降低血脂。

食材小档案

【性味归经】味甘，性平；归脾、肝、肾经。

【用量】每天宜吃50克。

【食用人群】适宜婴幼儿、孕产妇、老人、病人及身体虚弱的人食用；外感未清、痰热、痰湿者不宜进食。

● 养生常谈

鹌鹑肉不宜和菌类一起吃，否则容易导致痔疮；不可和猪肝同食，否则脸上易长雀斑。

● 其他功效

保护血管壁 鹌鹑含有丰富的卵磷脂，可生成溶血磷脂，抑制血小板凝聚的作用，可阻止血栓形成，保护血管壁，阻止动脉硬化。

第六章 可降脂的肉类

推荐降脂食谱

赤豆鹌鹑汤

【原料】鹌鹑1只，红豆20克，生姜3~5片、精盐适量。

【做法】

①鹌鹑去毛及肠杂。

②将鹌鹑同红豆、生姜煮汤，加精盐调味食用。

芙蓉鹑片

【原料】鹌鹑、鸡蛋、冬笋、火腿、植物油、精盐、淀粉各适量，各种调料。

【做法】

①鹌鹑胸脯肉，加入少量植物油，剁成细茸，用鸡蛋清、精盐、鸡清汤、湿淀粉调匀。

②将鹌鹑肉下七成热的植物油锅内，滑溜成片形，捞起。

③用少量植物油，将葱、姜末、青豆（或蒜苗）、冬笋片、火腿肉，煸炒一下，加清汤，再把滑好的鹑片倒入略炒，加湿淀粉勾芡，放入味精，淋上麻油即可食用。

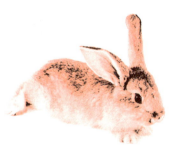

兔肉 Tu Rou

降低血脂

降脂关键词：卵磷脂、不饱和脂肪酸

（1）兔肉富含大量的卵磷脂，不仅

能够有效抑制血小板凝聚，而且能够有效降低胆固醇。

（2）兔肉脂肪含量低，且多为不饱和脂肪酸，是高脂血症患者首选的动物性食物之一。

食材小档案

【性味归经】味酸，性寒；归肝、大肠经。

【用量】每天宜吃80克。

【食用人群】适合老人、妇女，也适合肥胖者和肝病、心血管疾病、糖尿病患者食用。孕妇及阳虚之人以及脾胃虚寒、腹泻便溏者忌食。

● 养生常谈

兔肉几乎没有筋络，顺着纤维纹路切，才能保持形态整齐，肉味也更鲜嫩，否则不易煮烂。

● 其他功效

健脑益智 兔肉富含大脑和其他器官发育不可缺少的卵磷脂，有健脑益智的功效。

防止有害物质沉积 兔肉中含有较多人体最易缺乏的赖氨酸、色氨酸等，常食兔肉可防止有害物质沉积，让儿童健康成长，助老人延年益寿。

推荐降脂食谱

土豆大枣兔肉汤

【原料】兔肉200克，土豆100克，大枣5颗，姜片、精盐、鸡粉各适量。

第六章 可降脂的肉类

【做法】

①将土豆去皮洗净切块,大枣洗净,兔肉洗净切块。

②将兔肉用沸水焯去血污,捞出洗净。

③将全部用料放入煲内,加水武火煮沸后改文火煲1小时,调味即可。

紫兔豆腐汤

【原料】兔肉100克,紫菜30克,豆腐50克,葱花适量,料酒1小匙,淀粉1大匙,精盐、葱花各适量。

【做法】

①兔肉洗净,切片,加精盐、料酒、淀粉拌匀;紫菜洗净,撕为小片;豆腐洗净,磨碎成泥。

②锅内放入适量清水,加精盐、豆腐泥,中火烧开后倒入兔肉片煮5分钟,放入葱花,起锅前倒入紫菜搅匀,稍煮即可。

Lv Rou 驴肉

降低血液黏度

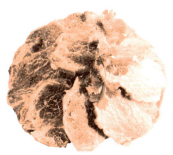

降脂关键词:亚油酸、亚麻油酸

驴肉中含有高级不饱和脂肪酸,尤其是亚油酸、亚麻油酸,对动脉粥样硬化、冠心病、高血压有着良好的治疗作用。另外,不饱和脂肪酸是合成前列腺素的前提,所以驴肉有降低血液黏度的作用。

食材小档案

【性味归经】味甘、酸，性平；归心、肝经。

【用量】每天宜吃100克。

【食用人群】平素脾胃虚寒，有慢性肠炎、腹泻者忌食；皮肤过敏、内热太甚者不宜多食用驴肉。

养生常谈

用驴肉做菜时，可用少量苏打水调和，这样做可以有效去除驴肉的腥味。

其他功效

增进食欲 驴肉中除含有蛋白质、脂肪外，还含有氮浸出物，能增进食欲。

补血、美容 驴肉汤具有补血益气、护肤养颜的功效，最适合于女士美容养颜。

推荐降脂食谱

酱驴肉

【原料】驴肉200克，橘皮、大料、花椒、酱油、白糖、精盐、葱、生姜各适量。

【做法】

①将驴肉以外的食材用干净的布裹紧，制成料包。

②将驴肉下开水锅里氽一下，除去血沫和腥膻味。

③锅中放入清水，煮开时放入料包，大火煮沸一会儿，撇去浮沫和浮油，转小火烧至驴肉酥烂为止，捞出晾凉，切片食用即可。

第六章　可降脂的肉类

羊肉 Yang Rou
改善脂质代谢

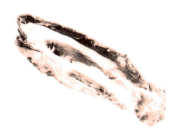

降脂关键词：B 族维生素

羊肉所含有的 B 族维生素可改善脂质代谢，降低血清总胆固醇的水平，并能防止脂肪聚集于肝脏中，促进磷脂在肝脏中的合成，并降低胆固醇浓度。

食材小档案

【性味归经】味甘，性温；归脾、胃、肾经。
【用量】每天宜吃 80 克。
【食用人群】尤其适用于体虚胃寒者，发热、口舌生疮、有痰者不宜食羊肉。

● 养生常谈

羊肉经过炖制以后，更加熟烂、鲜嫩，易于消化。煮过羊肉的汤，营养价值非常高，是滋补身体的佳品。

● 其他功效

冬令暖身　羊肉含热量高，有很好的补充热量的作用，有助于冬令暖身。虚弱怕冷的人食之能增强体质，提高机体的抗寒能力。

补肾壮阳　羊肉性温，能温阳，助元阳，补精血，疗肺虚，益劳损，是一种滋补强壮美食，适用于肾虚阳衰、腰膝酸软、阳痿者。

推荐降脂食谱

萝卜羊肉丝

【原料】白萝卜100克,瘦羊肉50克,香菜末、葱丝、姜丝、酱油、料酒、水淀粉、精盐、鸡精、植物油各适量。

【做法】

①白萝卜择洗干净,切丝;瘦羊肉洗净,切丝,用酱油、料酒和水淀粉抓匀。

②炒锅置火上,倒入植物油,待油温烧至七成热,炒香葱丝和姜丝,放入羊肉丝滑熟,下入白萝卜翻炒均匀。

③加适量清水烧至白萝卜丝熟透,用精盐和鸡精调味,撒上香菜末即可。

枸杞炖羊肉

【原料】羊肉500克,枸杞子10克,料酒、精盐、味精、葱段、姜片各适量。

【做法】

①羊肉清洗干净,整块入开水锅内煮透,放在冷水内洗净血沫,切成3厘米大小的方块。

②锅置火上,放油烧热,下羊肉与姜片煸炒;烹入料酒后再煸炒,炒透后将羊肉同姜片一起倒入大沙锅内。

③放入枸杞子、精盐、葱段烧开,撇尽浮沫;加盖,用小火炖,待羊肉炖烂,放入味精调味即成。

第六章 可降脂的肉类

鸡肉

Ji Rou

降低低密度脂蛋白

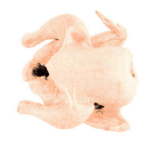

降脂关键词：不饱和脂肪酸

鸡肉的脂类物质和猪肉、牛肉比较，含有较多的不饱和脂肪酸，如油酸和亚油酸，能够降低对人体健康不利的低密度脂蛋白胆固醇。

食材小档案

【性味归经】味甘，性温；归脾、胃经。

【用量】每天宜吃80克。

【食用人群】适宜血虚目暗、夜盲、老人、体弱者食用；过敏性皮炎、神经性水肿、癌症、哮喘、尿毒症患者不宜食。

养生常谈

用鸡肉炖汤喝，能让鸡肉中的营养充分释放到汤中，更利于人体吸收。鸡屁股是淋巴最为集中的地方，存有大量病菌与毒素，应该丢弃不要。

其他功效

补充营养 鸡肉含有对人体生长发育有重要作用的磷脂，经常食用可改善儿童营养不良症。

健脾胃、活血脉 鸡肉多含不饱和脂肪酸，对于心血管疾病有很好的效果，可健脾胃、活血脉。

推荐降脂食谱

大枣鸡汤

【原料】大枣 5 枚,净鸡肉 250 克,核桃仁 100 克,精盐少许。

【做法】

①将大枣、核桃仁用清水洗净;鸡肉洗净,切成小块。

②将沙锅洗净,加适量清水,置于火上,放入核桃、大枣、鸡肉,用旺火烧开后,去浮沫,改用小火炖 1 小时,放入精盐调味即可。

栗子蘑菇烧鸡

【原料】栗子 10 颗,大枣 10 枚,去骨鸡腿肉 250 克,蘑菇 100 克,蒜末 2 克,色拉油 15 毫升,麻油 3 毫升,酱油 5 毫升,细砂糖 3 克,太白粉 4 克,清水 500 毫升,罗勒(又称九层塔、金不换)2 克。

【做法】

①栗子泡水软化,利用牙刷剔除表面的薄膜,蘑菇切半备用。

②锅内倒入色拉油和黑麻油烧热,加入蒜末爆香,放入鸡肉拌炒至白色(约七分熟),加入栗子、大枣、去骨鸡腿肉和蘑菇,倒入清水以小火煮 5 分钟。

③加入细砂糖、酱油,用太白粉、清水勾芡后拌炒至收汁即可。

香菇鸡肉粥

【原料】鸡胸肉 100 克,香菇 50 克,粳米 100 克,精盐适量。

【做法】

①将洗净的米放入锅中,加入 1000 克清水,中火烧沸后改小火煮二十分钟。

②鸡肉香菇切小丁,放入锅中,待粥熟后加少许精盐调味即可。

第六章　可降脂的肉类

鸭肉 *Ya Rou*

降低胆固醇含量

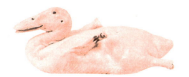

降脂关键词：不饱和脂肪酸、低碳饱和脂肪酸

鸭肉中的蛋白质含量较高，脂肪含量适中，并分布较均匀，脂肪酸主要是不饱和脂肪酸和低碳饱和脂肪酸，这种酸易于被人体消化吸收，并且可降低机体胆固醇的含量，减少患高血脂的患病率。

食材小档案

【性味归经】味甘、咸，性微寒；归脾、胃、肺、肾经。

【用量】每天宜吃80克。

【食用人群】营养不良，水肿或产后病后体虚的人适宜食用鸭肉。平素身体虚寒，或因着凉引起的食欲减退、胃腹疼痛、腹泻、腰痛及痛经等患者，不宜食用。

● 养生常谈

老鸭不易炖酥烂，可取猪胰脏1块切碎与老鸭同煮，鸭肉易酥烂且汤汁鲜美，或将老鸭肉用凉水和少量醋浸泡2小时，再用小火炖，鸭肉就容易酥烂且能返嫩了。

● 其他功效

护肤美容　鸭蛋含有较多的维生素B_2，是补充B族维生素的理想食品之一，同时它也是有护肤、美肤作用的食品。

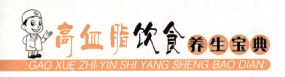

缓解心脏疾病 鸭肉中丰富的烟酸是构成人体内两种重要辅酶的成分之一,对心肌梗死等心脏疾病患者有保护作用。

推荐降脂食谱

芹菜拌烤鸭丝

【原料】烤鸭肉300克,芹菜100克,蒜末、精盐、鸡精、香油各适量。

【做法】

①烤鸭肉撕成丝;芹菜择洗干净,放入沸水中焯2分钟,捞出晾凉,切段。

②取盘,放入烤鸭丝和芹菜段,用蒜末、精盐、鸡精和香油调味即可。

啤酒鸭

【原料】啤酒半瓶,鸭肉300克,魔芋100克,泡椒50克,姜适量,香菜少许,精盐、鸡精各少许,豆瓣酱、香油各1小匙。

【做法】

①鸭肉洗净,切块;姜、泡椒洗净,切片;魔芋洗净,切块。

②将切好的鸭肉放入沸水中焯烫一下,捞出,沥干水分。

③起锅热油,放入豆瓣酱、姜片、泡椒炒香,下入鸭肉、魔芋爆炒,再倒入啤酒,转入沙锅煲。

④待鸭肉熟透后,加入精盐、鸡精,淋上香油,放上香菜即可。

鸭肉粥

【原料】鸭肉250克,粳米100克,精盐少许。

【做法】

①将鸭肉洗净,切小块,粳米洗净。

②将上述原料放入锅中,加水适量共煮成粥,加少许精盐调味即可。

第六章 可降脂的肉类

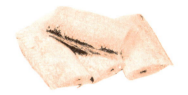

带鱼

降低血脂及血液黏度

Dai Yu

降脂关键词：不饱和脂肪酸、硒

（1）带鱼含有的不饱和脂肪酸，能降低血脂和血清胆固醇。

（2）硒元素能够降低血液黏稠度，增加冠状动脉的血流量，同时能减少心肌的损伤，防治动脉粥样硬化。

食材小档案

【性味归经】味甘，性温；归肝、脾经。

【用量】每天宜吃80克。

【食用人群】适宜身体虚弱、头晕、腰酸者食用。患有脾肾疾病的患者应忌食。

养生常谈

带鱼是"发物"，一次不宜食之过多，否则易引发皮肤瘙痒和过敏。带鱼以红烧、干炸或糖醋烩熘为佳，因其腥气较重一般不适合清蒸。

其他功效

抗癌 带鱼全身的鳞和银白色油脂层中含有一种抗癌成分，对白血病、胃癌、淋巴肿瘤等有辅助治疗作用。

预防心血管疾病 带鱼含有丰富的镁元素，对心血管系统有很好的保护作用，有利于预防高血压、心肌梗死等心血管疾病。

推荐降脂食谱

香菇蒸带鱼

【原料】干香菇20克，带鱼100克，葱末、姜丝、精盐、植物油、味精各适量。

【做法】

①先将带鱼洗净，切块装盘。

②然后将香菇泡发洗净，切成条，放入带鱼盘中。

③加葱末、姜丝、精盐、味精、植物油后上屉蒸透即成。

带鱼扒白菜

【原料】带鱼段、大白菜各100克，葱花、姜片、蒜片、花椒粉、醋、酱油、料酒、精盐、植物油各适量。

【做法】

①带鱼段洗净；白菜择洗干净，切片。

②炒锅置火上，倒入适量植物油，待油烧至五成热，放入带鱼煎至两面金黄，盛出。

③原锅留底油烧热，加葱花、姜片、蒜片和花椒粉炒香，倒入带鱼段和白菜翻炒均匀。

④然后再烹入醋、酱油、料酒和适量清水烧10分钟，用精盐调味即可。

干炸带鱼

【原料】带鱼400克，鸡蛋2个，植物油、精盐、花椒、料酒各适量。

【做法】

①带鱼洗净晾干，用料酒、盐、花椒粒腌制1小时，提前入味。

②蛋清及面粉按1∶1比例调成蛋糊。

③油烧六成热，将裹好蛋糊的带鱼放入锅内，炸至两面金黄即可。

第六章 可降脂的肉类

鲤鱼 (Li Yu)

促进胆固醇的排泄

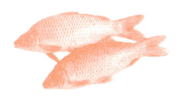

降脂关键词：不饱和脂肪酸、二十碳五烯酸

（1）鲤鱼的脂肪含量不高，以液体方式呈现，而且大部分由不饱和脂肪酸组成。这种物质能够使血清总胆固醇、甘油三酯的浓度降低，使高密度脂蛋白胆固醇的水平提高，并能控制血小板聚集，延缓血栓和动脉粥样硬化的形成。

（2）鲤鱼富含二十碳五烯酸，有抑制肝脏合成脂质和脂蛋白的作用，能促进胆固醇的排泄，可使血浆胆固醇和甘油三酯明显降低，适合高血脂患者食用。

食材小档案

【性味归经】味甘，性平；归脾、肾、肺经。

【用量】每天宜吃80克。

【食用人群】适宜肾炎水肿、糖尿病、黄疸肝炎、肝硬化腹水、心脏性水肿、营养不良性水肿患者食用；皮肤湿疹、皮肤过敏性疾病、支气管哮喘、小儿腮腺炎、闭塞性脉管炎、恶性肿瘤、淋巴结核、红斑性狼疮等患者均应忌食鲤鱼。

养生常谈

鲤鱼的鱼腹两侧各有一条同细线一样的白筋，它们可能是发物，不宜食用，而且去掉它们可以除腥味。

其他功效

开发智力　鱼油中的氨基酸以及鱼体内丰富的核酸,有促进大脑发育、开发智力等作用。

防治动脉粥样硬化　二十碳五烯酸能抑制内皮细胞生长因子的产生,阻滞血管平滑肌细胞内移和增殖,对防治动脉粥样硬化有益。

推荐降脂食谱

冬瓜鲤鱼汤

【原料】茯苓25克,大枣30克,枸杞子15克,鲤鱼450克,冬瓜200克,精盐、姜片各适量。

【做法】

①将茯苓、大枣、枸杞子洗净,茯苓压碎用棉布袋包起,一起放入锅中备用。

②鲤鱼洗净,取鱼肉切片,鱼骨切小块,用棉布袋包起备用。

③冬瓜去皮洗净,切块状,和姜片、鱼骨包一起放入锅中,加入适量水,用小火煮至冬瓜熟透,放入鱼片,转大火煮滚,加精盐调味,再挑除药材包和鱼骨即可。

浓汁鲤鱼

【原料】鲤鱼1条,葱、姜各10克,牛奶、鸡腿菇各15克,枸杞子3克,色拉油6克,精盐4克,料酒2克,胡椒粉少许。

【做法】

①将鲤鱼洗干净,姜去皮切丝,鸡腿菇切片,枸杞子泡洗干净,葱切段。

第六章 可降脂的肉类

②将鲤鱼煎至两面稍黄,加入料酒,下姜丝,注入清汤,用中火烧开。

③焖至汤汁稍白时加入鸡腿菇、枸杞子、葱段,调入精盐、胡椒粉、牛奶,焖透即可。

黄鳝 Huang Shan

改善胆固醇代谢

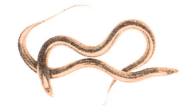

降脂关键词:钙、铁、磷、钾、钠、铜

鳝鱼含有丰富的钙、铁、磷、钾、钠、铜等元素。钙能排除脂肪酸,从而降低胆固醇;铁、磷、钾、钠等元素可以降低血液中胆固醇的含量,防治动脉粥样硬化;铜元素能改善胆固醇的代谢,从而降低胆固醇。

食材小档案

【性味归经】味甘,性温;归脾、肝、肾经。

【用量】每天宜吃150克。

【食用人群】产妇、眼疾患者、糖尿病患者宜食,虚热、瘙痒性皮肤病者慎食。

养生常谈

鳝鱼宜现杀现烹,鳝鱼体内含组氨酸较多,味很鲜美,死后的鳝鱼体内的组氨酸会转变为有毒物质,故所加工的鳝鱼必须是活的。

● 其他功效

治疗糖尿病 鳝鱼体所含的特种物质"鳝鱼素",能降低和调节血糖,对糖尿病患者有很好的治疗作用。

改善视力 鳝鱼中富含维生素A,可增强视力、促进虹膜的新陈代谢。

推荐降脂食谱

芹苗炒黄鳝

【原料】黄鳝500克,蒜苗250克,生姜、香油、精盐、淀粉、料酒、味精各适量。

【做法】

①先将黄鳝活剖,去内脏、脊骨及头,用少许精盐擦去黏液,放入沸水锅内烫一下取出,过凉水洗净,切成片,加精盐、淀粉腌制。

②再把蒜苗择洗干净,切成段。

③然后炒锅上火,放香油烧热,下蒜苗爆香,大火炒至蒜苗八成熟,盛入盘内。

④把炒锅洗净,另起油锅,大火烧热,下姜丝爆香,放入鳝鱼片,烹入少许料酒炒片刻,下蒜苗炒匀,加精盐、味精调味,用湿淀粉勾芡即成。

芹菜炒鳝丝

【原料】芹菜200克,香干50克,黄鳝丝150克,植物油、葱末、姜末、料酒、酱油、精盐、鸡精、鲜汤各适量。

【做法】

①先将芹菜去叶,洗净后切成段,用开水焯过。

第六章 可降脂的肉类

②再将香干洗净，剖片后切成丝。

③然后将黄鳝丝洗净，切成段，放入烧至八成热的植物油锅中煸炒，加葱末、姜末熘炒出香，加料酒，翻炒后加入芹菜段、香干丝，急火翻炒片刻。

④加酱油、精盐、鸡精及鲜汤，大火快炒几下即成。

降低胆固醇含量

鲫 鱼

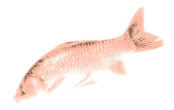

降脂关键词：钙、铁、磷、不饱和脂肪酸

（1）鲫鱼含有丰富的钙、铁、磷等矿物质，这些物质均可降低血液中胆固醇的含量，预防高血脂的发生。

（2）鲫鱼含动物蛋白和不饱和脂肪酸，常吃鲫鱼不仅能健身，还能减肥，有助于降血脂和降血压，使人延年益寿。

食材小档案

【性味归经】味甘，性平；归脾、胃、大肠经。

【用量】每天宜吃80克。

【食用人群】脾胃虚弱、水肿、溃疡、气管炎、哮喘、糖尿病患者尤其适宜。感冒发热者忌食。

● 养生常谈

鲫鱼清蒸或做汤营养效果最佳，若经煎炸，食疗功效会大打折扣。鲫鱼与玉兰花同食具有益肺气、健脾胃、补虚损的功效。

其他功效

健脑补肝 鲫鱼子能补肝养目，鲫鱼脑有健脑益智作用，是肝炎、肾炎、慢性支气管炎等疾病患者的最佳食疗产品。

抗衰老 鲫鱼含有较多核酸，常吃可以润肤养颜，抗衰老。含有的优质蛋白质可使肌肤光滑、有弹性。

推荐降脂食谱

鲫鱼红豆汤

【原料】鲫鱼1条，马齿苋30克，红豆30克，香菇10克，姜片、香油、精盐各适量。

【做法】

①将马齿苋入布袋，然后将鲫鱼去鳞、鳃及内脏并洗净。

②将鲫鱼与洗净的红豆、香菇、马齿苋布袋、姜片等一同放入沙锅内，加水适量，先用大火煮沸，再转用小火炖至鲫鱼、红豆熟烂，去布袋，加香油、精盐调味即成。

黑木耳蒸鲫鱼

【原料】黑木耳100克，鲫鱼300克，料酒、精盐、白糖、姜片、葱段、植物油各适量。

【做法】

①将水发黑木耳去杂洗净。

②然后将鲜鲫鱼去鳞、鳃和内脏，洗净后放入碗中，加入料酒、精盐、姜片、葱段、白糖、植物油。

③再将黑木耳覆盖在上面，上笼蒸约30分钟，取出即成。

第六章 可降脂的肉类

Hai Shen 海参 降低血液黏稠度

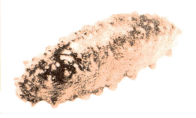

降脂关键词：海参多糖

海参含有的海参多糖可以降低血液黏稠度，同时降低血清总胆固醇和甘油三酯水平，进而调节血脂，对高脂血症尤为有益。

食材小档案

【性味归经】味甘、咸，性温；归心、肾经。
【用量】每天宜吃50克（水发海参）。
【食用人群】脾胃虚弱、痰多、便溏者忌食海参。

养生常谈

烹调海参时不宜加醋，加了醋烹调出的海参不但吃起来口感、味道较差，而且由于海参所含有的胶原蛋白遭到了破坏，其营养价值降低。

其他功效

防癌促生长 海参中的精氨酸是合成人体胶原蛋白的主要原料，对人体的生长发育，预防组织老化，促进伤口愈合，抑制数种癌细胞都有特殊功效。

延缓衰老 海参中含有酸性黏多糖、软骨素和牛磺等物质，具有延缓衰老的功效。

推荐降脂食谱

海参紫菜汤

【原料】水发海参100克,冬笋片50克,紫菜25克,熟火腿末10克,天花粉10克,植物油、葱末、姜末、料酒、鲜汤、精盐、味精、五香粉、淀粉、香油各适量。

【做法】

①将天花粉洗净,切片晒干或烘干,研成极细末;水发海参切片;冬笋片切碎;紫菜拣净后用清水漂洗一下,滗水后放入大碗内。

②然后锅置火上,加植物油烧热,放入葱末、姜末煸香。

③倒入鲜汤(或鸡汤),加海参片、冬笋碎末、烹入料酒,先用大火烧沸,加入天花粉细末拌匀。

④改用小火烧至海参熟烂,倒入紫菜,再煮至沸,加精盐、味精、五香粉拌匀,用湿淀粉勾薄芡,倒入熟火腿末,煮沸后淋入香油即成。

红烧海参

【原料】水发海参1个,香菇6朵,芥菜心200克,葱段、姜片、蚝油、酱油、料酒、鲜汤、白糖、淀粉、精盐、植物油各适量。

【做法】

①先将水发海参去内脏,洗净,切粗条;香菇浸软切片;芥菜心切小片。

②在锅内加水适量煮沸,加精盐,放入芥菜,烫成鲜绿色即捞起。

③然后炒锅上火,放植物油烧热,爆香葱段、姜片,随后放入香菇炒匀,倒入海参拌炒,再倒入已预先拌匀的蚝油、酱油、料酒、白糖和鲜汤煮2~3分钟,加入芥菜略煮,用湿淀粉勾芡即成。

第六章 可降脂的肉类

牡蛎 Mu Li

降低胆固醇含量

降脂关键词：牛磺酸

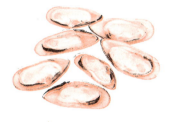

牡蛎中含有大量可以降低有害胆固醇的牛磺酸，它可以促进胆汁分泌，清除沉积在肝脏中的中性脂肪，有效地保护肝脏。

食材小档案

【性味归经】味咸、涩，性微寒；归肝、心、肾经。
【用量】每天宜吃60克。
【食用人群】适用于糖尿病患者、干燥综合征、高血压、动脉硬化、高脂血症之人食用；脾胃虚寒、滑精、慢性腹泻、便溏者不宜多吃，患有急慢性皮肤病者忌吃。

● 养生常谈

牡蛎一般不宜多服、久服，以免引起便秘和消化不良。生牡蛎中含有大量的微生物，尽量不要食用。

● 其他功效

抗衰老 牡蛎中含有硒和维生素E，具有很好的抗衰老作用。

补血、滋阴 牡蛎肉富含铁和维生素B_{12}，有养血补血、滋阴的功能。

提高精子质量 牡蛎中富含的锌元素是维护男性生殖系统健康至关重要的矿物质，可提高精子质量。

推荐降脂食谱

牡蛎海带豆腐汤

【原料】牡蛎300克,豆腐100克,胡萝卜15克,海带芽适量,嫩姜丝、番薯粉、米酒、香油、精盐、白胡椒粉各适量。

【做法】

①牡蛎洗净拌入番薯粉,豆腐洗净切丁,海带芽洗净,胡萝卜洗净切细丁备用。

②清水倒入锅中,加入姜丝、豆腐、海带芽和胡萝卜煮熟,再加入牡蛎续煮至沸腾,加入香油、精盐、米酒和白胡椒粉煮沸即可。

菠菜牡蛎粥

【原料】大米50克,菠菜适量,牡蛎少许,精盐适量。

【做法】

①将大米洗净,稍浸泡;菠菜洗净切段。

②将大米放进锅里,加水,用中火煮沸后改小火。

③加入菠菜段、牡蛎,待菠菜煮烂后加精盐调味即可。

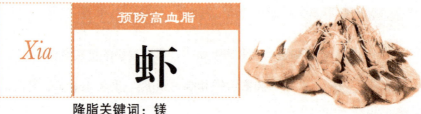

预防高血脂

Xia 虾

降脂关键词:镁

虾中含有丰富的镁,对心脏活动具有重要的调节作用,能很好地保护心血管系统,减少血液中胆固醇的含量,防止动脉硬化,同时还能扩

第六章 可降脂的肉类

张冠状动脉，有利于预防高血脂。

食材小档案

【性味归经】 味甘，性温；归肝、肾经。

【用量】 每天宜吃50克。

【食用人群】 患有过敏性鼻炎、支气管炎、反复发作性过敏性皮炎者不宜吃虾。

● 养生常谈

在享受美味大虾时，最好不要同时喝果汁，因果汁会使虾的腥味加重，不利于海鲜味道的散发。

● 其他功效

防癌 对虾含有丰富的微量元素硒，有防癌作用。

预防骨质疏松 虾皮含有大量的钙和甲壳素，常食虾皮可预防骨质疏松症。

推荐 降脂 食谱

黄瓜腰果炒虾仁

【原料】 黄瓜250克，腰果50克，虾仁150克，胡萝卜、葱花各少许，精盐、味精、香油各适量。

【做法】

①将黄瓜削去外皮，剖开，除去籽，洗净，切成片；腰果洗净；胡萝卜洗净，也切成同黄瓜大小一致的片，装盘备用。

②锅中放适量清水，以大火烧，待水沸后，将虾仁下入锅中汆烫一下，立即捞出，沥去水分。

③油锅烧至六成热时,将腰果下入油锅中炸熟,捞出,沥去油备用。

④锅内留少许底油,烧至八成热时,放葱花炸出香味,倒入黄瓜、腰果、虾仁、胡萝卜同炒,加入精盐、味精调味,淋香油即成。

番茄虾

【原料】鲜虾100克,植物油、葱、姜、洋葱、白葡萄酒、番茄酱、生抽、白糖、精盐各适量。

【做法】

①鲜虾洗净,沥干水分,剪须去虾线。

②锅里放油,油热后放入葱丝、姜丝、洋葱丝爆香,倒入2勺白葡萄酒,倒入四五勺番茄酱,再倒入1勺生抽,加适量白糖和精盐,放入鲜虾翻炒入味,大火收汁即可。

第七章
其他降脂食材

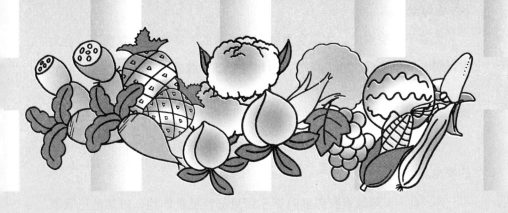

大蒜 (Da Suan)

降低血液黏稠度

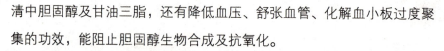

降脂关键词：大蒜素、含硫化合物

（1）大蒜中含有大蒜素，可降低血清中胆固醇及甘油三脂，还有降低血压、舒张血管、化解血小板过度聚集的功效，能阻止胆固醇生物合成及抗氧化。

（2）从大蒜中提取的含硫化合物，具有较强的抗血小板聚集的作用，能降低血液黏稠度，预防中风的发生。

食材小档案

【性味归经】味辛，性温；归脾、胃、肺经。

【用量】每天宜吃10克。

【食用人群】尤其适合癌症、高血压、动脉硬化、肺结核患者食用。**胃溃疡、眼病患者不宜食。**

养生常谈

大蒜不能空腹吃。大蒜含有强烈辛辣味的大蒜素，空腹食蒜，会对胃黏膜、肠壁造成强烈的刺激，引起胃肠痉挛绞痛。

其他功效

防止胃溃疡　大蒜中的蒜素能抑制幽门杆菌的生长，防止胃溃疡的发生。

抑菌　大蒜辣素和蒜素对许多细菌都有抵抗作用，对某些已具有

第七章 其他降脂食材

耐药性的细菌，遇到大蒜就很敏感，尤其对大肠杆菌、痢疾杆菌作用更明显。

推荐降脂食谱

凉拌蒜味鸭

【原料】烤鸭肉350克，绿豆芽50克，蒜瓣20克，芫荽15克，红辣椒1个，麻油3克，生抽5克。

【做法】

①将烤鸭肉切成丝，绿豆芽去根洗净，蒜瓣切成粒，红辣椒切成粒，芫荽洗净切成粒。

②锅内烧水，待水开后投入绿豆芽，用中火烫透，倒出，用凉开水冲透，沥干水。

③用深碗1个，加入所有食材，调入生抽王、麻油，拌匀入碟即成。

大蒜姜汁拌菠菜

【原料】菠菜300克，大蒜15克，生姜10克，葱、酱油、芝麻油、精盐各适量。

【做法】

①大蒜去皮洗净，捣成蒜泥待用。

②姜洗净，绞成姜汁；葱切花。

③菠菜洗净，用沸水焯熟，捞起，挤干水分待用。

④菠菜放入大碗内，加入蒜泥、姜汁、葱花、酱油、精盐、芝麻油拌匀即成。

生姜 Sheng Jiang

抑制脂肪酸的合成

降脂关键词：姜黄素、油树脂

（1）生姜含有的姜黄素可降低血清总胆固醇水平，促进胆囊对胆固醇的排泄和抑制脂肪酸合成。血脂高的人常吃些姜可收到与治疗性药物类似的降脂效果。

（2）生姜中含有油树脂，可抑制人体对胆固醇的吸收。它还含有一种类似水杨酸的有机化合物，该物质的稀释剂和防凝剂对降血脂、降血压、防止血栓形成都很有效。

食材小档案

【性味归经】味辛，性微温；归脾、胃、肺经。

【用量】每天宜吃10克。

【食用人群】适宜伤风感冒、寒性痛经、晕车晕船者食用；皮肤病患者不宜食，阴虚火旺导致的心烦失眠、手足心热、目赤咽干或患有痈肿疮疖、肺炎、肺结核、痔疮的人不宜过多或长期食用。

养生常谈

生姜一次不宜过多，以免吸收大量姜辣素，会在经肾脏排泄过程中刺激肾脏，并产生口干、咽痛、便秘等上火症状。

第七章 其他降脂食材

● 其他功效

杀菌解毒 姜的挥发油有杀菌解毒作用，若在炒菜时放些姜，即可调味又可解毒。

抗衰老 姜所含的姜辣素进入体内后，能产生一种抗氧化酶，它能有效对付氧自由基，能抗衰老。

推荐降脂食谱

生姜莲藕汁

【原料】莲藕200克，生姜20克，蜂蜜少许。

【做法】

①将莲藕洗净切碎，榨汁约120毫升。

②将生姜去皮洗净，切碎，榨汁约10毫升。

③将两种汁兑在一起，加入蜂蜜，调匀即成。

生姜炖羊肉

【原料】羊肉150克，生姜10克，草菇25克，干竹笋5克，香菜末、精盐、味精、胡椒粉、香油各适量。

【做法】

①羊肉去净筋膜，洗净，切成滚刀块，放入水中焯烫去血水；生姜洗净，切块；草菇去蒂，洗净；干竹笋用清水泡发，洗净。

②锅置火上，倒入适量清水和泡发竹笋的水，放入羊肉、生姜、草菇、竹笋大火烧开，转小火炖50分钟至羊肉软烂，用精盐、味精和胡椒粉调味，淋入香油，撒上香菜末即可。

脱脂牛奶 Tuo Zhi Niu Nai

降低机体对胆固醇的吸收

降脂关键词：钙、磷、钾、乳清酸

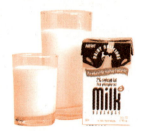

（1）脱脂牛奶除去了对人体不利或有害的脂肪，保留了牛奶中对人体有益的营养成分，比如钙、磷、钾等物质，即可以平衡体液，又可以抑制胆固醇沉积于动脉血管。

（2）脱脂牛奶中的乳清酸可以抑制人体内胆固醇合成酶的活性，从而减少胆固醇的产生。

食材小档案

【性味归经】味甘，性平；归心、肺经。

【用量】每天宜饮100毫升。

【食用人群】患有高血脂、高血压、血栓等心血管疾病，以及糖尿病、肥胖等代谢性疾病的人更适宜饮用脱脂肪牛奶。

● 养生常谈

脱脂牛奶最佳饮用时间是早餐后或睡觉前1小时，可以促进吸收。不过结石病患者不宜在睡前饮用。

● 其他功效

强健骨骼 脱脂牛奶中含钙量丰富，可以调节人体内钙的代谢，维持血清钙浓度，增进骨骼的钙化。

第七章 其他降脂食材

安眠 牛奶中的色胺酸在人体中可以转换成影响情绪及睡眠的5-羟色胺与褪黑激素，能安定神经、帮助入睡。

推荐降脂食谱

牛奶大枣粥

【原料】大枣50克，大米100克，去皮绿豆50克，脱脂牛奶1000克。

【做法】

①将大米、去皮绿豆、大枣用清水洗净，再将大枣切成粒。

②取瓦煲1个，加入牛奶，烧开后加入大米、去皮绿豆，用小火煲约30分钟。

③再加入大枣，继续煲12分钟即可。

牛奶焖饭

【原料】脱脂牛奶250克，大米100克，燕麦片50克。

【做法】

①大米和燕麦片淘洗干净。

②大米和燕麦片放入电饭锅内，加适量清水和脱脂牛奶蒸熟即可。

豆浆 Dou Jiang

显著降低血脂

降脂关键词：氨基酸、磷脂、钙等

豆浆中含人体必需的8种氨基酸、多种维生素及

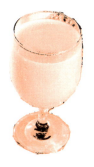

多种微量元素，可降低血中胆固醇。研究结果显示，豆制品的降脂作用明显地与原来血脂水平高低有关，原来血脂越高者，豆制品的降脂作用越显著。

食材小档案

【性味归经】味甘，性平；归脾、胃经。

【用量】每天宜饮400毫升。

【食用人群】尤其适宜女性、老人和婴儿。胃寒、脾虚易腹胀、腹泻的人不宜饮用豆浆。

● 养生常谈

没有熟的豆浆对人体是有害的，可以引起中毒症状。因此，豆浆在100℃的高温下煮沸才能饮用。

● 其他功效

预防老年痴呆症 豆浆中含有丰富的植物蛋白和磷脂、B族维生素、钙等微量元素，多饮可以预防老年痴呆症的发生。

保持皮肤白皙 豆浆富含植物蛋白，可以减少青少年女性面部青春痘、暗疮的发生，使皮肤白皙润泽。

推荐降脂食谱

豆浆粥

【原料】粳米100克，鲜豆浆250克。

【做法】

①将粳米用清水反复洗净，待用。

②取瓦煲1个，加入适量清水，置于炉火上，用中火烧开，再下入

粳米，煲至粳米开花。

③然后加入鲜豆浆，续用小火煲 10 分钟即可。

长寿豆浆

【原料】黄豆、黑豆、青豆、豌豆、花生各适量。

【做法】

①将以上材料分别洗净，放入水中浸泡 6～12 小时后洗净。

②与适量清水一起打浆后煮开即可。

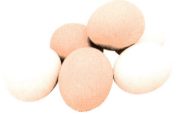

鸡蛋 (Ji Dan)

降低胆固醇浓度

降脂关键词：卵磷脂

鸡蛋黄中含有的卵磷脂，可使血清中胆固醇和脂肪乳化为极细的颗粒，降低血清中胆固醇的浓度。

食材小档案

【性味归经】味甘，性温；归脾、胃、肝经。

【用量】每天宜吃 80 克。

【食用人群】尤其适合婴幼儿、孕妇、产妇、老年人、病患食用。发烧、腹泻、肝炎、胆囊炎者忌食。

养生常谈

鸡蛋烹饪以水煮蛋营养流失最少，煎蛋虽然美味，但营养保持率不及煮蛋，如果火太旺的话，营养成分更低。

● 其他功效

益智健脑 鸡蛋中含有丰富的卵磷脂和DHA，有助于神经系统和身体发育，能益智健脑，改善记忆力。

防癌 鸡蛋中的维生素B_2可以分解和氧化人体内的致癌物质，其中的微量元素硒、锌等也具有防癌抗癌的作用。

推荐降脂食谱

青菜香菇鸡蛋汤

【原料】青菜50克，香菇20克，鸡蛋1个，精盐少许，色拉油1茶匙。

【做法】

①将青菜洗净，香菇泡发洗净后对半切开。

②在锅中加入适量开水，放入香菇、青菜、色拉油，用大火煮4分钟，再打入鸡蛋，用大火煮2分钟，调入精盐即可。

菠菜炒鸡蛋

【原料】菠菜300克，鸡蛋2个，葱丝、酱油、精盐各适量。

【做法】

①将菠菜洗净，切成3厘米长的段，用沸水稍烫一下。

②锅中倒油，鸡蛋炒熟盛盘。

③炒锅上火，注入油烧至七成热时，用葱丝炝锅，然后倒入菠菜，加精盐、酱油翻炒。

④放鸡蛋，加精盐，翻炒均匀出锅即成。

第七章 其他降脂食材

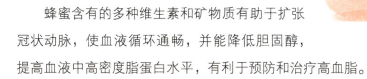

防治高血脂

蜂蜜 (Feng Mi)

降脂关键词：多种维生素、矿物质

蜂蜜含有的多种维生素和矿物质有助于扩张冠状动脉，使血液循环通畅，并能降低胆固醇，提高血液中高密度脂蛋白水平，有利于预防和治疗高血脂。

食材小档案

【性味归经】味甘，性平；归肺、脾、大肠经。

【用量】每天宜饮 20 毫升。

【食用人群】婴幼儿不宜食用蜂蜜，否则很容易因肠胃稚嫩而发生蜂蜜中毒。

养生常谈

食用蜂蜜时用温开水冲服即可，不能用沸水冲，更不宜煎煮。蜂蜜不宜与孜然同食，否则易上火伤肝，眼睛红肿。

其他功效

抑制脂肪肝 蜂蜜对肝脏有保护作用，可促使肝细胞再生，对脂肪肝有一定的抑制作用。

促进代谢 蜂蜜中所含酶素种类是所有食物种类最多的，这些酶素可以帮助人体消化吸收，促进人体的新陈代谢。

推荐降脂食谱

蜜汁花生奶粥

【原料】大米200克,花生80克,白糖、牛奶、蜂蜜各适量。

【做法】

①大米和花生洗净,大米浸泡30分钟,花生浸泡2小时。

②然后将大米和花生同入锅中,加适量清水,大火煮滚改小火。待粥将熟时加入白糖和牛奶调匀。

③晾凉后加入蜂蜜即可。

蜂蜜大枣茶

【原料】去核大枣1碗,蜂蜜适量。

【做法】

①大枣洗净加适量水大火煮开,转小火煮至水分蒸发,大枣烂软。

②用打蛋器将大枣捣碎,晾凉,装入一个干净的瓶中。

③加入和大枣泥同样分量的蜂蜜,搅拌均匀,放入冰箱中冷藏即可。

橄榄油 Gan Lan You

防止血栓形成

降脂关键词:单不饱和脂肪酸

橄榄油含有的单不饱和脂肪酸能调节血脂,降低血液黏稠度,预防动脉粥样硬

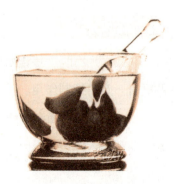

第七章 其他降脂食材

化，防止血栓形成，减少心血管疾病的发生。

食材小档案

【性味归经】味甘、酸，性平；归肺、胃经。
【用量】每天宜吃 25 克。
【食用人群】腹泻、急性肠胃炎者不宜食。

● 养生常谈

橄榄油对氧化所引起的变质有很强的抵御作用，用来煎炸时可以反复使用而不变质。因此，橄榄油适宜煎炸。

● 其他功效

抗癌 橄榄油含有的一种多酚抗氧化剂，可以抵御心脏病和癌症，并能与一种名叫鲨烯的物质聚合，从而减缓结肠癌和皮肤癌细胞的生长。

保持皮肤弹性 橄榄油无论外用或食用都能减少皮肤皱纹的出现，使皮肤保持细腻柔和、自然弹性和适度光泽。

推荐降脂食谱

橄榄油银耳黄瓜丁

【原料】泡发银耳 200 克，熟花生 100 克，黄瓜 50 克，洋葱 10 克，橄榄油、咖喱粉、料酒、精盐各适量。

【做法】

①橄榄油烧热，放入洋葱翻炒。

②再加入银耳、花生米、黄瓜丁翻炒，出锅前加入所有调料翻炒均匀即可。

绿茶 Lv Cha

降低心血管疾病发生概率

降脂关键词：儿茶素、黄酮醇类

（1）绿茶中的儿茶素能降低血浆中总胆固醇、游离胆固醇、低密度脂蛋白胆固醇，以及三酸甘油酯之量，同时可以增加高密度脂蛋白胆固醇。

（2）绿茶含有黄酮醇类，有抗氧化作用，可防止血液凝块及血小板成团，降低心血管疾病的发生率，对降血脂有显著疗效。

食材小档案

【性味归经】味苦，性寒；归心、肺、胃经。

【用量】每天宜饮15克。

【食用人群】哺乳期妇女、孕妇及儿童忌饮绿茶。

养生常谈

在服药前后不宜服绿茶，因茶水会降低药效。饭前饭后不能饮茶，空腹饮茶易刺激和破坏胃壁黏膜，更易引起饥饿感，严重时可导致低血糖。

其他功效

补充矿物质元素　茶叶中含有人体所需的大量元素和微量元素，含锌量较高，经常饮茶是获得这些矿物质元素的重要渠道之一。

抗氧化　绿茶中的茶多酚具有很强的抗氧化性和生理活性，可清除机体内有害的过量自由基，是人体自由基的清除剂。

第七章 其他降脂食材

推荐降脂食谱

香菇绿茶饮

【原料】香菇30克，绿茶15克。

【做法】

①将香菇、绿茶放入沙锅内，加水适量浸泡30分钟。

②大火煮沸，改用小火煮15分钟，取出香菇，用洁净纱布过滤，去渣取汁即成。

绿茶豆腐

【原料】绿茶10克，豆腐300克，蘑菇100克，枸杞子20克，青豆30克，水淀粉1大匙，高汤、鸡精、精盐、芝麻油各适量。

【做法】

①豆腐洗净，切丁；蘑菇洗净，撕成条；青豆、枸杞子均冲洗后沥干备用。

②锅内放入高汤，加入清水1碗，将豆腐丁、蘑菇条、枸杞子、青豆全部加入，煮开后再加鸡精、精盐和绿茶。

③煮约3分钟后用水淀粉勾芡，装盘后淋上适量芝麻油即可。

普洱茶 (Pu Er Cha)

协助脂肪的分解和消化

降脂关键词：茶多酚、茶碱

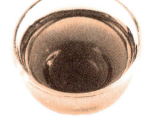

普洱茶含有的茶多酚和茶碱能增强身体燃烧脂肪的能力，更有效地协助脂肪的分解和消化，在降低血脂方面可起

到一定的作用。研究证明，经常喝普洱茶能降低血清甘油三酯及胆固醇的含量。

食材小档案

【性味归经】味苦，性温；归心、肺、胃经。

【用量】每天宜饮15克。

【食用人群】一般人均可饮用。

● 养生常谈

普洱茶储存时间越长，越适宜反复冲泡，味道也更加悠长醇厚。普洱茶冲泡宜选腹大的壶，因为普洱茶的浓度高，用腹大的壶可避免茶汤过浓，建议材质宜选陶壶、紫砂壶。

● 其他功效

保护肝脏 普洱茶中的茶多酚能促进乙醇代谢，对肝脏有保护作用。

抗癌 普洱茶还含有多种能抗癌的微量元素，对癌细胞有较强的杀伤力。

健齿护齿 普洱茶中含有许多生理活性成分，具有杀菌消毒的作用，因此能去除口腔异味，保护牙齿。

推荐降脂食谱

普洱菊花茶饮

【原料】普洱茶、罗汉果、菊花各等量。

【做法】

①以上3味共研细末，用纱布袋分装。

②每袋20克，沸水冲泡15分钟即成。每次1袋，代茶饮。

第八章

中药食疗茶饮

决明子

抑制血清胆固醇的升高

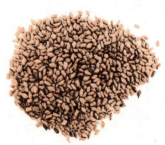

降脂关键词：决明素、大黄酚

决明子含有的决明素、大黄酚能抑制血清胆固醇的升高，预防动脉粥样硬化斑块的形成。

食材小档案

【性味归经】味甘、苦、咸，性微寒；归肺、大肠经。

【用量】每天宜饮15克。

【食用人群】脾胃虚寒、脾虚泄泻及低血压患者忌服决明子。正常人也不可长期服用决明子，否则易引起肠道病变。

养生常谈

决明子宜水煎或冲泡，且冲泡时需用炒熟的决明子。

其他功效

抗菌消炎 决明子所含的大黄素、大黄酸有平喘、利胆、保肝、降压的功效，并有一定的抗菌、消炎作用。

强心 决明子中的大黄素葡萄糖苷、大黄素蒽酮、大黄素甲醚，具有降低血清总胆固醇的强心作用。

第八章 中药食疗茶饮

推荐 降脂 茶饮

决明子绿茶

【原料】决明子、绿茶各5克。

【做法】

①将决明子用小火炒至香气溢出时取出，晾凉。

②将炒好的决明子、绿茶同放杯中，冲入沸水，浸泡3~5分钟后即可饮服。随饮随续水，直到味淡为止。

Shou Wu — 防止胆固醇在体内沉积

首乌

降脂关键词：卵磷脂、蒽醌衍生物

首乌中含有的卵磷脂、蒽醌衍生物及大黄酚等多种物质，能够抑制胆固醇的升高，减少胆固醇在肠道吸收，防止胆固醇在人体中沉积。

食材小档案

【性味归经】味苦、甘、涩，性温；归肝、心、肾经。

【用量】每天宜饮20克。

【食用人群】血虚、面色萎黄、眩晕耳鸣、须发早白、高血脂等症宜食首乌。大便溏泄及有湿痰者应慎用。

养生常谈

何首乌遇铁容易变色,使药效降低,因此忌用铁器煎煮。

其他功效

治白发、脱发 首乌中所含的卵磷脂是脑组织、血细胞和其他细胞膜的组成物质,对神经衰弱、白发、脱发等病证有治疗作用。

健脑益智 首乌含有大黄素等有强壮神经的作用,可健脑益智,能够促进血细胞的生长和发育。

推荐降脂茶饮

首乌人参茶

【原料】首乌20克,人参20克,蜂蜜适量。

【做法】将人参和首乌一起放入杯中,冲入沸水泡约10分钟,加入少许的蜂蜜调匀即可。

淮山药 Huai Shan Yao

保持血管弹性

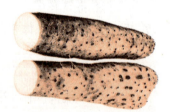

降脂关键词:黏蛋白

淮山药所含有的黏蛋白能预防心血管系统的脂肪沉积,保持血管弹性,防止动脉硬化,还能减少皮下脂肪沉积。因此具有降脂、减肥的功效。

第八章 中药食疗茶饮

食材小档案

【性味归经】味甘，性平；归肺、脾、肾经。

【用量】每天宜食80克。

【食用人群】尤其适宜心血管病患者，腹胀，病后虚弱者，慢性肾炎患者，长期腹泻者食用。

养生常谈

使用淮山药时，应先去皮，以免产生麻、刺等异常口感。服食淮山药期间不宜吃生葱，不然会降低淮山药的药效。

其他功效

治白发脱发 现代药理学研究证实：淮山药具有增强小肠吸收能力、抑制胃强直性收缩、降血糖、降血脂、调节神经功能紊乱、增强免疫力、止咳、祛痰、消除尿蛋白、抗衰老等作用。

推荐降脂食谱

淮山药薏米生鱼汤

【原料】薏米30克，淮山药20克，生鱼500克，料酒10毫升，精盐5克，生姜15克。

【做法】

①将生鱼洗净，去鳞、鳃、内脏，斩块；薏米、淮山药、生姜洗净。

②烧锅下油，油热后放入生鱼煎至两面金黄色，捞出沥干油。

③将药材及生姜、生鱼一起放入锅内，加入适量清水，煮至薏米熟透，调味即可。

荷叶 He Ye

降低胆固醇及血脂

降脂关键词：生物碱

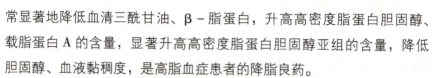

荷叶碱是荷叶中提取的生物碱，能非常显著地降低血清三酰甘油、β－脂蛋白，升高高密度脂蛋白胆固醇、载脂蛋白 A 的含量，显著升高高密度脂蛋白胆固醇亚组的含量，降低胆固醇、血液黏稠度，是高脂血症患者的降脂良药。

食材小档案

【性味归经】味苦，性平；归肝、脾、胃经。
【用量】每天宜食 50 克。
【食用人群】胃寒、胃痛、体虚气弱之人忌用。

● 养生常谈

烹制时不宜泡煮过久，以免清香味散失。荷叶茶不宜煮，焖几分钟就好，另外，夏季可饮用冰镇的荷叶茶。

● 其他功效

除烦止渴 荷叶富含莲碱、鞣质等，可除烦止渴，减肥降脂。
抗癌 荷叶中的槲皮素，具有较强的抗癌活性，可预防癌症。

推荐降脂食谱

山楂荷叶茶

【原料】鲜山楂 15 克，荷叶半张。

第八章 中药食疗茶饮

【做法】

①将荷叶洗净,切成小方块。

②与洗净、切碎的山楂同入锅中,加水适量,浓煎2次,每次20分钟,合并2次煎液即可饮用。上、下午分饮。

荷香东坡鱼

【原料】青鱼500克,五花肉适量,荷叶1张,葱段、姜片、精盐、鸡精、胡椒粉、老抽、糖、美极鲜、色拉油各适量。

【做法】

①青鱼取中段洗净,下油锅炸至金黄色,捞出;荷叶用水泡开。

②油锅烧热,放葱段、姜片煸香,入鱼段、五花肉,加其余调料一起卤制,待鱼肉入味收汁,倒入垫荷叶的盘中即可。

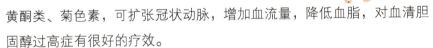

菊花 Ju Hua

增加血流量,降低血脂

降脂关键词:氨基酸、黄酮类

菊花中含有氨基酸、胆碱、水苏碱、黄酮类、菊色素,可扩张冠状动脉,增加血流量,降低血脂,对血清胆固醇过高症有很好的疗效。

食材小档案

【性味归经】味甘、苦,性微寒;归肝、肺经。

【用量】每天宜饮400毫升。

【食用人群】由于菊花性质寒凉,所以脾胃虚寒、腹泻的人应少量食用;阴阳两虚型的人则不宜食用。

养生常谈

人们常饮的菊花茶,虽然具有清热解毒作用,但对中医所指的阳虚体质却不太合适。过敏体质的人如果想喝菊花茶,应先泡一两朵试试,如果没问题再多泡,但也不应过量饮用。

其他功效

防衰老 菊花中的类黄酮物质对自由基有很强的清除作用,而且可抗氧化,防衰老。

抑菌 菊花水煎剂或水浸剂,对金黄色葡萄球菌、大肠埃希菌、福氏痢疾杆菌等抑菌作用较强。

推荐降脂食谱

银耳菊花粥

【原料】银耳30克,菊花10克,糯米150克,白糖适量。

【做法】

①将银耳洗净泡发,切成小朵,菊花洗净,糯米用清水洗净。

②取瓦煲1个,加入适量清水,置于火炉上,用中火烧开,下入糯米,改用小火煲至糯米开花。

③投入银耳、菊花,加白糖,继续用小火煲15分钟,即可食用。

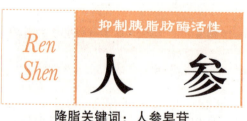

人参

抑制胰脂肪酶活性

Ren Shen

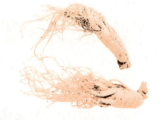

降脂关键词:人参皂苷

人参含有的人参皂苷可以通过抑制胰脂肪酶活性起到降脂作用。

第八章 中药食疗茶饮

食材小档案

【性味归经】 味甘、微苦，性温；归脾、肺、心经。

【用量】 若研成末，每天1～1.5克为宜；若煎汤，每天3～10克为宜。

【食用人群】 一般人都可用人参滋补。但阴虚干咳，吐血者慎用。

养生常谈

忌用铁质炊具煎煮人参，否则会降低人参的滋补功效，煎煮时宜选用沙锅。

其他功效

调节神经系统 具有调节神经系统功能，增强心肌功能、增强性机能、利尿、抑制癌症等功效。

推荐降脂食谱

人参猪腰

【原料】 人参15克，猪腰1只，当归15克。

【做法】

①将猪腰洗净切细，加750毫升水与人参、当归一起煮。

②用小火炖至猪腰熟烂即可。吃猪腰时，须搭配汤汁服用，连服数日。

人参桂圆粥

【原料】 人参3克，大米100克，桂圆肉20克。

【做法】

①将人参洗净、切小片。

②上述材料同煮为粥，每日早、晚服用。

地骨皮 (Di Gu Pi)

降血脂，保护血管

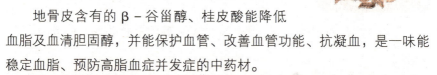

降脂关键词：β-谷甾醇、桂皮酸

地骨皮含有的β-谷甾醇、桂皮酸能降低血脂及血清胆固醇，并能保护血管、改善血管功能、抗凝血，是一味能稳定血脂、预防高脂血症并发症的中药材。

食材小档案

【性味归经】味甘，性寒；归肺、肾经。
【用量】每天10克（水煎）。
【食用人群】外感风寒发热及脾虚便溏者不宜服用地骨皮。

养生常谈

地骨皮忌用铁器煎煮，否则会降低其药效。用于吐血、鼻出血等症时，可与白茅根、侧柏叶等配用。

其他功效

清火生津 地骨皮具有退虚热、凉血止血、清肺火、生津的功效。

推荐降脂食谱

三沙汤

【原料】生地黄、知母各20克，玉竹、人参、地骨皮各15克，黄连10克，丹参、甘草各5克。

【做法】将上药用水煎服，每日1剂，分2次服用。

第九章

高血脂并发症怎么吃

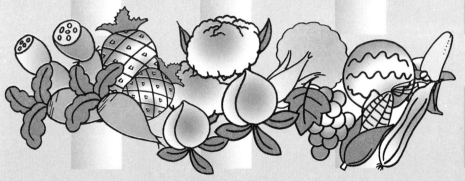

高血脂并发高血压饮食

血脂升高常常会引起血压的升高,很多高血脂患者同时伴有高血压,这样的患者病情比较严重,在进行饮食调节的时候,更应该注意采取得当的方法。

饮食原则

(1)每日总能量的摄入量不宜过高,维持标准体重。

(2)限制脂肪摄入,每天脂肪摄入量控制在总能量的20%~25%内,每日摄入20~30克,尤其要限制饱和脂肪酸的摄入。

(3)减少胆固醇的摄入量。高胆固醇血症患者每星期可吃2~3个鸡蛋,高甘油三酯血症患者每天可以吃1个鸡蛋。

(4)常吃全谷类主食、新鲜蔬菜和豆制品,以摄入充足的维生素和膳食纤维。

(5)饮食应以清淡为宜,少吃咸食,吃精盐过多会使血管硬化和血压升高,每天吃精盐应以5克以下为宜。

(6)多吃能保护血管和降压、降脂的食物,降压食物有芹菜、胡萝卜、番茄、黄瓜、木耳、海带、香蕉等,降脂食物有山楂、香菇、大蒜、洋葱、绿豆等。

(7)避免饮酒,尤其是高浓度的蒸馏酒。

第九章 高血脂并发症怎么吃

营养配餐

（1）营养配餐一

早餐 苹果（100克），鸡丝馄饨1碗（鸡肉25克），油饼（50克），姜汁藕片（莲藕30克）。

午餐 猕猴桃（100克），红豆米饭（红豆25克，大米50克），洋葱青椒胡萝卜炒鸡蛋（洋葱50克，青椒40克，胡萝卜20克，鸡蛋60克），山药炖排骨（山药30克，排骨50克）。

晚餐 南瓜面条（南瓜35克，挂面75克），凉拌茼蒿（茼蒿150克），金针菇汤（金针菇25克，瘦肉25克），酸奶1瓶（200克）。

（2）营养配餐二

早餐 葡萄（100克），脱脂牛奶1袋，烧饼1个（70克），鹌鹑蛋6个（60克），炝黄瓜条（黄瓜150克）。

午餐 香蕉（75克），米饭（大米80克），香油拌菠菜（菠菜150克），冬瓜虾仁海带汤（冬瓜50克，虾仁80克，海带50克，瘦肉50克）。

晚餐 杂面馒头1个（60克），芹菜炒香菇（芹菜100克，香菇50克），白菜豆腐汤（白菜50克，豆腐100克），黑米粥（黑米15克，大枣5个）。

推荐美食

莲藕薏米粥

【原料】莲藕粉3大匙，红薯丁50克，薏米50克，排骨100克，大枣6粒，水700毫升。精盐1/4小匙，蘑菇粉半小匙。

【做法】

①薏米洗净后泡一个晚上，排骨用沸水氽烫后备用。

②汤锅里加入水及排骨，以小火煮滚，再加入薏米一同煮熟。

③将红薯丁、大枣加入煮熟，再加入莲藕粉与调味料即可。

【降血脂功效】

薏米及甘薯富含膳食纤维，可促进肠胃蠕动，也具有降血脂的效果，且薏米利水，可促进水分排出，避免水肿及因水分滞留所产生的高血压。

豆干炒海带

【原料】豆干2片，海带2片，芹菜段50克，辣椒斜片30克。酱油2小匙，糖1/4小匙，胡椒粉少许，水3大匙。

【做法】

①豆干、海带切条再氽烫，沥干后备用。

②炒锅加热，爆炒豆干和其他材料及调味料略炒，再加上少许水炒熟即可。

【降血脂功效】

海带含大量水溶性纤维，易有饱腹感，能促使胆固醇排出，配合豆干中的大豆蛋白，还可改善便秘，降低血压和血脂。

味噌烤鱼

【原料】旗鱼块150克，蒜末10克。味噌1小匙，味淋1小匙，酒1小匙，白糖1小匙，酱油半小匙。

【做法】

①将调味料与蒜末混合，即为腌烤酱。

②将1/3的腌烤酱铺盘底，放上鱼块，再铺上剩余腌烤酱，放冰箱冷藏6小时，用烤箱180℃的火将鱼烤熟。

第九章 高血脂并发症怎么吃

【降血脂功效】

旗鱼之类的深海鱼含有较多的不饱和脂肪酸,可避免血块堆积造成血管阻塞,搭配大豆发酵成的味噌,保有大豆降血脂的特性,还有降血压功效。

芥菜西芹

【原料】芹菜3根,黄芥末少许。

【做法】

①芹菜削去老筋,切片,放入滚水中氽烫,捞起沥干。

②拌入少许黄芥末,即可盛盘。

【降血脂功效】

芹菜丰富的纤维可促进胆固醇的排出,所含的钾离子,可排出体内过多的盐分,控制血压。

炒空心菜

【原料】空心菜300克,蒜末10克。腐乳2小匙,白糖1/4小匙,米酒半小匙。

【做法】

①将空心菜洗净切段,备用。

②炒锅加热,爆香蒜,加调味料略炒,再加入空心菜及少许水,炒熟即可。

【降血脂功效】

豆腐乳富含钙质,有助于降低坏胆固醇浓度;空心菜富含纤维,可促进肠道蠕动、降低血脂、预防血管硬化。

三菇烩豆腐

【原料】黑木耳50克,姬菇50克,蟹味菇50克,金针菇50克,胡萝卜50克，葱花10克，嫩豆腐半盒。酱油2小匙，精盐1/4小匙，白糖半小匙，蘑菇粉半小匙，香油半小匙，辣油1小匙，米酒少许。

【做法】

①将黑木耳、姬菇、蟹味菇、金针菇、胡萝卜分别汆烫、沥干备用。

②嫩豆腐切片，略烫去腥备用。

③汤锅加水半碗，将调味料加入煮滚，再加入做法①及做法②中所有食材，撒葱花即可。

【降血脂功效】

菇类富含纤维和植物蛋白，可减少脂质堆积、降低血压、提高免疫力。

开阳炒豆芽

【原料】黄豆芽300克，龙须菜50克，红辣椒1根，虾米1大匙。精盐1/4小匙，蘑菇粉1/2小匙，酒1/6小匙。

【做法】

①黄豆芽洗净；龙须菜洗净切段；红辣椒去蒂，洗净切丝；虾米泡水备用。

②炒锅加热，爆香虾米及红辣椒，加入龙须菜、黄豆芽及调味料，略炒即可。

【降血脂功效】

黄豆芽含有丰富的膳食纤维，还含有丰富的植物固醇，可帮助降低血胆固醇。

第九章 高血脂并发症怎么吃

高血脂并发糖尿病饮食

众所周知，糖尿病患者的饮食要很讲究，而合并糖尿病的高血脂患者饮食更加要讲究。只有将两者的饮食宜忌结合起来，才能够达到更好的效果。

先根据病情轻重与体力活动计算出每日需要消耗的总能量，尽量少食用含高脂肪、高胆固醇、高糖的食物，尤其是含糖分高的食物要少进食或者直接禁食。用植物油代替动物油，多吃新鲜蔬菜与瓜果，多补充身体所需的膳食纤维与维生素。

饮食原则

（1）坚持糖尿病饮食治疗的黄金法则，即控制总热量，达到或维持理想体重，防止肥胖。每日食用蛋白质的量一般不超过总热量的15%。用植物油代替动物油。限制含胆固醇的动物内脏，如脑、肾、肝、动物油等。为了保持代谢平衡，供给充足的维生素、无机盐及微量元素。

（2）常吃富含镁的食物，如谷类、豆类、绿色蔬菜、蛋黄、牛肉、猪肉、水产品、花生、芝麻、香蕉等。

（3）常吃能降低血脂的食物，如脱脂牛奶、燕麦、豆类、杏仁等。

（4）采用蒸、煮、炖、熬、氽、凉拌等少油的烹调方法，不用或少用油炸、油煎方法。

（5）坚持少食多餐的原则。这样不但可避免发生餐后高血糖，而且还可起到降血脂、防治动脉粥样硬化的作用。

营养配餐

（1）营养配餐一

早餐 荞麦面包2片（50克），咸鸭蛋1个，脱脂牛奶1杯。

午餐 茭白鳝丝面（面条100克，茭白100克，鳝丝75克），茼蒿菜拌香干（茼蒿菜200克，香干30克）。

加餐 苹果1个，带皮120克左右。

晚餐 大米饭1小碗（米100克），青椒鸡丁（青椒150克，鸡丁50克），荠菜豆腐汤（荠菜50克，豆腐100克）。

（2）营养配餐二

早餐 咸燕麦面包2片（50克），脱脂牛奶1袋（250克），鸡蛋1个（带壳60克），咸菜少许。

午餐 米饭3/4碗，鲫鱼豆腐汤（鲫鱼毛重150克，豆腐200克），塔菜炒香菇（塔菜200克，香菇2只）。

晚餐 荞麦大米饭3/4小碗，蒸牛肉饼（牛肉50克，淀粉5克），青椒茭白丝（青椒150克、茭白丝50克），紫菜虾皮汤（紫菜2克，虾皮2克）。

加餐 中等大小橙子1个。

推荐美食

红曲海鲜糯米饭

【原料】糯米100克，香菇丁10克，虾仁20克，鲜贝丁30克，虾米5克，红曲酱2小匙，酱油、香油、精盐各少许，水2大匙。

第九章 高血脂并发症怎么吃

【做法】

①分别将香菇丁、虾仁、鲜贝丁氽烫后沥干；糯米浸泡4小时。

②炒锅加热，炒香虾米，再加入所有调料炒匀。

③糯米蒸熟，再将做法②中所有材料拌入即可。

【降血脂功效】

红曲可抑制胆固醇合成，虾贝等海鲜热量低，且含有抗氧化物牛磺酸和维生素E，二者搭配更有助于预防心血管疾病及糖尿病。

海带排骨汤

【原料】排骨块150克（带骨重），海带100克，白萝卜50克，葱花20克，香菜段少许，姜汁少许。胡椒粒1/4小匙，酱油1小匙，精盐1/5小匙，白糖1小匙。

【做法】

①排骨先以沸水氽烫去除杂质，海带氽烫备用。

②汤锅加入水2大碗，加入排骨、白萝卜炖煮。

③将海带、姜汁加入汤锅略煮，最后加入调味料及其余食材略煮即可。

【降血脂功效】

海带中丰富的钙及纤维可降低人体对胆固醇的吸收，延缓血糖上升，有助于控制血糖。

红薯糙米饭

【原料】红薯1块（约90克），糙米1杯，水1杯。

【做法】

①红薯洗净表皮后切丁。

②糙米洗净，以2杯水浸泡半小时后，铺上甘薯，放入电饭锅中，以一般煮饭方式煮熟即可。

【降血脂功效】

红薯的膳食纤维可以促进胆固醇排出,搭配富含 B 族维生素的糙米,可预防心血管疾病,延缓血糖上升,降低坏胆固醇,是血脂高者极佳的选择。

醋拌莲藕

【原料】新鲜莲藕 300 克,香菜 20 克,红辣椒 1 个,米醋 1/2 杯,白糖 1/2 杯,香油 2 大匙。

【做法】

①香菜洗净、切去根部,红辣椒洗净、去蒂及籽,均切成细末。

②莲藕去皮,洗净,切除硬节再切片,放入滚水中煮熟,捞出、泡入冰水中待凉,捞出沥干,加入其他材料及调味料拌匀。

③上桌前冰镇半小时,风味更佳。

【降血脂功效】

莲藕中的水溶性纤维、维生素可降低血液中的总胆固醇含量。维生素 B_1 可代谢糖类,膳食纤维减缓糖类吸收,并有助通便、预防肥胖。这道菜加醋后,可使莲藕的有效成分挥发出来。

燕麦南瓜粥

【原料】南瓜 200 克,燕麦片 100 克。

【做法】

①将青嫩南瓜洗净,剖开去籽,切成小丁块。

②入锅内,加水煮至半熟,撒入燕麦片,搅拌均匀,以小火再煮至沸,继续煮 10 分钟即成。

【降血脂功效】

补虚健脾,降糖止渴,降血脂。适用于高脂血症、高血压、动脉硬化、糖尿病等。

第九章 高血脂并发症怎么吃

玉米豆粉粥

【原料】玉米面、黄豆粉各100克，精盐适量。

【做法】

①先将黄豆粉用温水泡透，搅成稀糊。

②将玉米面用温水调匀。

③然后将以上两种糊合在一起，倒入沸水锅内，边倒边搅动。

④开锅后，用小火煮至黏稠，出锅加入精盐即成。

【降血脂功效】

健脾益气，清热解毒，祛脂降压。适用于各型高脂血症，对伴有糖尿病、高血压病者尤为适宜。

麻辣葱片

【原料】洋葱500克，精盐、味精、辣椒油、花椒末、香油各适量。

【做法】

①将洋葱剥除外皮，洗净后切成片状。

②放入沸水锅中焯一下，捞出控净水分，放凉待用。

③另取1碗，加精盐、味精、辣椒油、花椒末拌和均匀，加入焯后的洋葱片混和后，淋入香油即成。

【降血脂功效】

活血解毒，化痰降脂。适用于各型高脂血症，对伴有高血病、糖尿病患者尤为适宜。

高血脂并发冠心病饮食

高血脂患者由于血液中的脂肪和胆固醇含量过高,就很容易影响到血管环境,从而产生冠心病等心血管疾病。合并冠心病的高血脂患者在进行食疗时要兼顾两种病证的特征。

饮食原则

(1)饮食清淡。烹调方法以蒸、煮、拌为主。

(2)三餐分配合理,每一餐均应荤素搭配。晚餐不宜吃得过饱,以减轻心脏的负担。

(3)多吃蔬菜水果。冠心病患者应该增加蔬菜、水果的摄入,其中富含的纤维素可以降低胆固醇。

(4)吃饭要慢,每餐吃六七分饱。有研究表明,一顿饭吃30分钟左右,充分咀嚼能促进胃液分泌,同时将食物磨得极细,有助于食物消化吸收,直接减轻胃肠负担。多花些时间咀嚼食物,食欲中枢才能发出正确指令,使人产生饱腹感,避免发胖。而且细嚼慢咽对降低餐后血糖有益。坚持慢餐,血糖、胆固醇、血压都会相应降低。

(5)少吃动物内脏、鱿鱼、蟹黄、鱼子等胆固醇含量高的食物。

营养配餐

(1) 营养配餐一

早餐 馒头（50克），清炒小油菜（50克），脱脂牛奶1杯（250毫升）。

加餐 鸭梨（150克）。

午餐 米饭（100克），红烧草鱼（100克），香菇油菜（香菇50克，油菜150克）。

晚餐 沙锅（豆腐100克，瘦猪肉50克，海米10克，白菜200克，粉丝15克），米饭（大米100克）。

(2) 营养配餐二

早餐 咸燕麦面包2片（50克），脱脂牛奶1杯（250克），豆腐拌芹菜（豆腐干50克，芹菜50克）。

午餐 米饭1碗（100克），鲫鱼豆腐汤（鲫鱼150克，豆腐200克），塔菜炒香菇（塔菜200克，香菇2个）。

晚餐 小米粥（小米50克），馒头（面粉50克），炒绿豆芽（绿豆芽100克），炒牛肉丝洋葱（牛肉50克，洋葱100克）。

推荐美食

魔芋蔬菜面

【原料】魔芋宽面150克，芹菜50克，胡萝卜50克，黑木耳40克，大黄瓜50克。醋2小匙，七味粉1小匙（一种日式调料），酱油2小匙，橄榄油2小匙，白糖2小匙。

【做法】

①将调味料混合均匀。

②芹菜、胡萝卜、黑木耳、大黄瓜切丝。

③将魔芋宽面盛入碗里，再铺上做法②中的材料，最后淋上调味料即可。

【降血脂功效】

芹菜丰富的纤维可促进胆固醇排出，且含钾离子丰富，有助于血压控制；低热量的魔芋搭配胡萝卜，营养丰富且可保护心血管。

薏米鳕鱼米堡

【原料】熟薏米1碗，白饭2碗，熟红扁豆半碗，生菜丝150克，番茄100克，蔓越莓1小匙，酸黄瓜片75克，洋葱碎30克，鳕鱼225克（一片75克）。果醋3大匙，白糖2小匙，水半杯（120毫升），玉米粉水（玉米粉1大匙加水2大匙），油少许。

【做法】

①调味料混合备用。鳕鱼片煮熟备用。

②将白饭与熟薏米、熟红扁豆拌匀捏成圆饼，用少许油两面稍微煎一下。

③将做法②做成的饭团夹入其他食材，再淋上调味料即可。

【降血脂功效】

鳕鱼中不饱和脂肪酸含量丰富，可降低罹患心血管疾病的风险。

坚果蔬菜松

【原料】熟核桃碎、南瓜子、松子、葡萄干各3小匙，蔓越莓1小匙，四季豆丁100克，魔芋丁2粒，芦笋丁、竹笋丁、胡萝卜丁各30克，蒜末1/5小匙，娃娃菜4片，精盐1/4小匙，蘑菇粉1/2小匙，酱油1/4小匙。

【做法】

①炒锅加热，爆香蒜末，加入四季豆、魔芋、芦笋、竹笋、胡萝卜

第九章 高血脂并发症怎么吃

及调味料一同爆炒。

②娃娃菜修剪完整,再盛上做法①中的馅料及其余材料即完成。

【降血脂功效】

核桃富含多不饱和脂肪酸,搭配高纤蔬果,降低血脂、维持血管弹性效果更佳。

芝麻莲藕浆

【原料】 黑芝麻粉1小匙,莲藕粉4汤匙,燕麦片2小匙,脱脂热牛奶2杯,白糖少许。

【做法】

①将黑芝麻粉、莲藕粉、燕麦片及调味料混匀。

②加入少许脱脂热牛奶略搅,搅至均匀后再一次加入其余热牛奶略搅。

【降血脂功效】

燕麦富含膳食纤维和植物蛋白,可降低人体对胆固醇的吸收,有助于减少冠心病及癌症的发生率。黑芝麻中的芝麻素能够抑制胆固醇的吸收与合成。

紫米杏仁浆

【原料】 紫米10克,杏仁粉30克,热水2杯,白糖少许。

【做法】

①将紫米洗净,蒸熟备用。

②将做法①及杏仁粉加入榨汁机中,再加入少许热水略搅,搅至均匀后再一次加入热水略搅。

【降血脂功效】

紫米是零胆固醇的食品,其中的花青素是很好的抗氧化剂,可减少肝脏中脂肪的堆积,使血中胆固醇减少。杏仁可以降低血中"坏胆固醇"水平，预防心血管疾病。

黄瓜豆腐汤

【原料】大黄瓜300克，口蘑40克，苦瓜100克，豆腐140克，精盐1/6小匙，蘑菇粉1/4小匙，香油1/4小匙。

【做法】

①将大黄瓜切花块，口蘑一分为二，苦瓜切块，豆腐切片。

②分别将大黄瓜、苦瓜、豆腐汆烫。

③汤锅加3碗水煮滚，再加口蘑略煮。

④将其他食材及调味料一同加入略煮即可。

【降血脂功效】

苦瓜的果胶可吸附肠道中的脂肪酸及胆固醇，减少脂肪吸收；豆腐中的大豆蛋白也可降低坏胆固醇的浓度，保护心血管。

甜豆荚炒豆干

【原料】甜豆荚100克，豆干1块（切片），猪肉片50克，胡萝卜片50克，蒜末1大匙，酱油1/2小匙，砂糖1/4小匙，米酒少许，淀粉1大匙，精盐1/5小匙，蘑菇粉1/2小匙。

【做法】

①猪肉片加酱油、砂糖、米酒、淀粉腌5分钟，汆烫备用。

②不粘锅加热，爆香蒜，加入甜豆荚、豆干及胡萝卜略炒，加入猪肉片及精盐、蘑菇粉，拌炒均匀即可。

【降血脂功效】

猪肉片的维生素B_1可维持心脏正常功能；豆干是零胆固醇的蛋白质来源，并含有大豆异黄酮，可保护心血管。

第九章 高血脂并发症怎么吃

●●●●●●●●● 山药卷

【原料】山药条 30 克,芦笋 20 克,银耳碎 10 克,香菇条 10 克,圆白菜叶 2 叶,果醋 1 小匙,酱油 2 小匙。

【做法】

①圆白菜叶以沸水煮熟,捞起后泡冰水,沥干备用。

②分别将芦笋、银耳、香菇汆烫后泡冰水,沥干备用。

③用圆白菜叶将山药条、芦笋、银耳碎、香菇条卷起,再将调味料混合后淋上即可。

【降血脂功效】

山药中的黏液蛋白能预防心血管脂肪沉积;芦笋的膳食纤维可与胆酸、胆盐结合,加强排泄,减少胆固醇吸收。

●●●●●●●●● 鲑鱼炒西芹

【原料】鲑鱼 150 克,西芹 100 克,蟹味菇 70 克,姜丝 20 克,精盐 1/4 小匙,白糖 1/2 小匙,蘑菇粉 1/2 小匙,水 1 小匙。

【做法】

①鱼、蟹味菇汆烫沥干,将西芹切斜段。

②炒锅加热,爆香姜丝,加入西芹略炒。

③将其他食材及调味料加入炒熟即可。

【降血脂功效】

鲑鱼富含 DHA,可降低坏胆固醇及甘油三酯,避免血栓、EPA 可溶解血栓,促进血液循环。蟹味菇低胆固醇与低热量,有降低血脂作用。

●●●●●●●●● 梅醋鲔鱼丁

【原料】绿茶梅 10 粒,鲔鱼丁 150 克,小番茄片 50 克,葱丝 20

克，胡萝卜丝 50 克，洋葱丁 30 克，梅醋 2 小匙，白糖 1.5 大匙，精盐 1/4 小匙。

【做法】

①将鱼籴烫沥干，备用。

②将调味料与绿茶梅一同烧煮混匀，待凉即成酱汁。

③将其他食材与酱汁混合即可。

【降血脂功效】

鲔鱼含有丰富的不饱和脂肪酸，有防止动脉硬化、预防心血管疾病的功能。绿茶中的维生素 C 可避免 EPA 及 DHA 因氧化而失去功效，加强其抗氧化功能。

第九章　高血脂并发症怎么吃

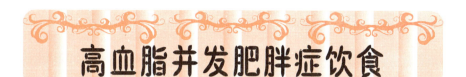

高血脂并发肥胖症饮食

成人与儿童、老人所适宜的食物不一样，同样的各种类型的高血脂患者所适宜的食物也不是千篇一律的。针对不同类型的高血脂患者，所采用的食谱是不一样的。各类高血压患者所侧重的营养调理不同，所以应该选择合适的食材，巧妙地搭配，从而对症调理。

饮食原则

（1）低热量膳食

总热量可根据性别、劳动等情况控制在 1000～2000 千卡。以每周降 0.5～1 千克体重为宜，直至使体重降至正常或接近正常时给予维持热量。

（2）低脂饮食

在减肥膳食中脂肪的热量比应低于 30% 为宜，烹调用油以含不饱和脂肪酸较多的植物油为好，应尽量减少含饱和脂肪酸较多的动物性脂肪的摄入，如肥肉、动物油脂等。

（3）摄入适量蛋白质

在控制热量减肥时，每日应至少每千克体重供给 1 克蛋白质，一般可按每千克体重 1.2～1.5 克。在减肥膳食中蛋白质热能比应占 16%～25%。充足的蛋白质供给，可避免出现虚弱、抵抗力下降及体质下降等问题发生，也可增加饱腹感，有利于减肥膳食的坚持。

（4）低盐膳食

减肥期间每日精盐摄入量可保持在 1～2 克，体重降至正常后可每日给精盐 3～5 克，有利于减少水潴留，使体重下降，且对防治肥胖并发症有利。

（5）讲究烹调方法

以蒸、煮、炖等少油烹调法为宜，炒菜用油适量，不宜吃油炸食物及喝油汤。

（6）控制饮酒

因为酒精发热量较高，每克酒精可产热 7 千卡。

营养配餐

（1）营养配餐一

早餐 麦麸饼干 50 克，豆浆 200 毫升。

加餐 苹果 100 克。

午餐 大米饭 100 克，芹菜炒肉丝（芹菜 100 克，瘦肉 30 克），清炖豆腐（豆腐 100 克）。

加餐 苹果或梨 100 克。

晚餐 大米饭（大米 50 克），韭菜炒鸡蛋（韭菜 100 克，鸡蛋 50 克），冬瓜虾仁（冬瓜 150 克，虾仁 20 克）。

加餐 苹果 100 克。

（2）营养配餐二

早餐 粟米粥（小米 50 克），豆腐干 50 克，馒头 50 克。

加餐 橙子 100 克。

午餐 米饭（75 克），蒜茸荠菜（荠菜 200 克，大蒜 10 克）。

晚餐 麦片粥（麦片 50 克），凉拌圆白菜（圆白菜 200 克），肉末豆腐（瘦肉 50 克，豆腐 100 克）。

推荐美食

金瓜炒米粉

【原料】 南瓜 70 克，胡萝卜 50 克，竹笋 70 克，圆白菜 100 克，虾皮 20 克，干米粉 50 克，精盐 1/4 小匙，糖半小匙，蘑菇粉半小匙，胡椒粉半小匙，米酒 1 小匙，水半杯。

【做法】

①南瓜、胡萝卜、笋、圆白菜切丝。米粉泡水变软后沥干。

②炒锅加热后爆香虾皮，再加入南瓜、胡萝卜、竹笋炒匀，加入干米粉及调味料炒至八分熟，再加入圆白菜炒熟即可。

【降血脂功效】

南瓜及胡萝卜富含可抗氧化的 β-胡萝卜素，能避免脂肪氧化；笋及圆白菜富含纤维可促进胆固醇排除，预防心血管疾病。

蒜香油菜

【原料】 蒜 25 克，油菜 300 克，精盐 1/4 小匙，蘑菇粉半小匙，香油半小匙，水少许。

【做法】

①蒜切片，油菜切段备用。

②炒锅加热后爆香蒜，再加入油菜及调味料快炒即可。

【降血脂功效】

油菜丰富的膳食纤维，可提供饱足感并降低血脂，体重过重又有血脂过高问题者可多摄取。

魔芋鲜菇饼

【原料】 魔芋丁 100 克,口蘑 50 克,草菇 30 克,鲜香菇 20 克,金针菇 50 克,低脂牛奶 1/2 杯,低脂奶酪丝少许,中筋面粉 100 克。精盐 1/2 匙。

【做法】

①混合面粉与精盐,加入低脂牛奶调成面糊。

②炒锅加热,将口蘑、草菇、鲜香菇、金针菇炒熟,再加入魔芋丁和奶酪丝。

③将做法②加入做法①中,搅匀备用。

④炒锅烧热,放入一大汤匙面糊,将两面煎至金黄色即可。

【降血脂功效】

菇类的膳食纤维很丰富,搭配魔芋容易有饱足感,适合减肥的人食用。牛奶富含钙质可帮助血压维持恒定,也可预防骨质疏松。

绿豆百合汤

【原料】 绿豆 80 克,百合 30 克,薏米 5 克,冰糖少许。

【做法】

①将绿豆、薏米分别洗净,浸泡 20 分钟;百合洗净备用。

②所有材料加 6 碗水煮开,改小火续煮 50 分钟,最后加入冰糖煮滚即可。

【降血脂功效】

绿豆具有清热解毒、促进代谢的功效,搭配薏米的膳食纤维可以吸附胆盐,有利脂质的排除。百合有益于消水肿,同时可帮助身体代谢。

第九章 高血脂并发症怎么吃

红豆薏米饭

【原料】红豆 20 克，薏米 20 克，香米 90 克。

【做法】

①将红豆、薏米、香米一起混合后，洗净备用。

②将上述原料放进电锅里加水（1:1）煮熟即可。

【降血脂功效】

红豆含丰富铁、皂苷，可降低血中胆固醇及甘油三酯浓度，搭配薏米的膳食纤维，可以吸附胆盐，有利胆固醇的排除，十分适合想减重的人当主食。

红烧黄瓜

【原料】大黄瓜块 200 克，胡萝卜块 50 克，山药块 100 克，罗勒 20 克，辣椒片 20 克，酱油 1 小匙，白糖 2 小匙，水 1 杯。

【做法】

①汆烫大黄瓜块、胡萝卜块、山药块，沥干备用。

②不粘锅加热，加入调味料及大黄瓜块、胡萝卜块、山药块滚煮。

③再加入罗勒、辣椒略烧即可。

【降血脂功效】

黄瓜含有丙醇二酸，可抑制糖分转化为脂肪，加上水分多，与高纤的山药、胡萝卜同煮，可润肠通便，促进脂肪代谢的功效更佳。

冬瓜镶紫菜

【原料】冬瓜 300 克，紫菜 10 克，白果 30 克，精盐 1/4 小匙，蘑菇粉 1/4 小匙，米酒少许。

【做法】

①冬瓜去皮切块，再挖洞，汆烫，沥干后备用。

②将紫菜泡发、沥干，与调味料拌匀。

③将冬瓜镶入拌好的紫菜，放上白果，大火蒸5分钟即可。

【降血脂功效】

冬瓜的维生素C可以促进紫菜中的铁吸收，且热量很低，适合减重的人选用。白果的类黄酮是抗氧化物质，可维护血管健康，提升记忆力。

甘薯魔芋面

【原料】红薯丁100克，胡萝卜丁50克，青豆仁10克，魔芋面150克，开心果碎10克，橙醋2小匙，柴鱼酱油2小匙。

【做法】

①调味料混合备用。

②将红薯丁、胡萝卜丁、青豆仁汆烫至熟后，泡冰水冰镇，沥干备用。

③将魔芋面盛盘，摆上其他食材后，淋上混合好的调味料即可。

【降血脂功效】

红薯中丰富的水溶性纤维，可以清除胆固醇，降低血中坏胆固醇浓度，搭配热量极低的魔芋，容易有饱足感，很适合减重者食用。

海鲜煲仔饭

【原料】鲑鱼肉70克，鲍鱼丁70克，香菇丁40克，胡萝卜丁30克，四季豆丁50克，葱丝20克，姜丝20克，香米饭260克，水240毫升，酱油2小匙，胡椒粉1小匙，米酒少许。

【做法】

①沙锅加热，加入葱、姜炒香。

②加入鲑鱼肉炒散，把米饭放入一起拌炒均匀。

第九章 高血脂并发症怎么吃

③倒入水煮滚，加入鲍鱼丁、香菇丁、胡萝卜丁及调味料拌匀，转小火盖锅盖焖熟。

④再加入四季豆丁炒匀即可。

【降血脂功效】

鲑鱼富含不饱和脂肪酸，可降低坏胆固醇浓度。鲍鱼含脂肪低，适合高血脂的人选用。

罗勒炒蛤蜊

【原料】蛤蜊500克，番茄末50克，罗勒20克，蒜末1大匙，精盐1/4小匙，胡椒粉1/4小匙，白糖1/2小匙，白酒1小匙。

【做法】

①蛤蜊泡水吐沙后捞出冲净，罗勒洗净。

②炒锅加热，爆香蒜末，加蛤蜊、番茄及调味料，盖上锅盖烧煮3分钟。

③最后加入罗勒，盖上锅盖继续焖煮至熟即可。

【降血脂功效】

罗勒中丰富的维生素A可预防血脂质氧化、堆积。这道菜的热量极低，需控制体重者可多加利用。

高血脂并发肾病饮食

饮食原则

（1）低盐饮食

高血脂并发肾病综合征患者有水肿时应进食低盐饮食，以免加重水肿，一般以每日进食精盐量不超过 2 克为宜，禁用腌制食品，少用味精及食碱，水肿消退、血浆蛋白接近正常时，可恢复普通饮食。

（2）适量高蛋白饮食

高血脂并发肾病综合征时，大量血浆蛋白从尿中排出，人体蛋白降低而处于蛋白质营养不良状态，低蛋白血症使血浆胶体渗透压下降，致使水肿顽固难消，机体抵抗力下降。因此在肾衰竭时，其早期或恢复期应给予高质量蛋白质饮食，如鱼和肉类等，这有助于缓解低蛋白血症及随之引起的一些并发症。

（3）低脂肪饮食

肾病综合征患者常有高血脂，此可引起动脉粥样硬化及肾小球损伤、硬化等，因此应限制动物内脏、肥肉、某些海产品等富含胆固醇及脂肪的食物摄入。

（4）高维生素摄入

慢性肾病患者常伴有维生素缺乏，这一方面与饮食限制有关，另一

第九章 高血脂并发症怎么吃

方面与疾病导致代谢异常有关。因而患者饮食上应注意多吃富含维生素，尤其是 B 族维生素和维生素 C、叶酸等的食物。这些维生素大多存于水果、蔬菜中，如番茄、油菜、韭菜、柑橘、山楂等，应在每日饮食中添加新鲜蔬菜和水果。

营养配餐

（1）营养配餐一

早餐 大米粥（粳米 50 克），馒头 1 个（富强粉 50 克），鸡蛋 1 个（50 克）。

加餐 牛奶 250 毫升，白糖 20 克。

午餐 米饭 75 克，麦淀粉片汤（麦淀粉 50 克），肉炒卷心菜（瘦猪肉 5 克，鸡肉 40 克，卷心菜 200 克，豆油 10 克，精盐 1 克）。

加餐 冲藕粉（藕粉 50 克，白糖 20 克），苹果 125 克。

晚餐 米饭 75 克，摊麦淀粉饼 50 克，牛肉丸子冬瓜汤（牛瘦肉 90 克，冬瓜 250 克，豆油 10 克，精盐 1 克）。

（2）营养配餐二

早餐 豆浆 200 克，花卷（面粉 100 克），肉丝拉皮（肉丝 25 克，拉皮 50 克）。

午餐 米饭（大米 100 克），鸡块炖栗子（鸡肉 75 克，栗子 50 克），凉拌圆白菜（100 克）。

晚餐 小米粥（小米 50 克），馒头（面粉 50 克），青椒土豆丝（青椒 50 克，土豆丝 100 克）。

推荐美食

辣味脆瓜

【原料】小黄瓜片 300 克,辣椒丝 50 克,蒜丝 30 克,小辣椒 20 克,酱油 2 小匙,香油 1/4 小匙,白糖 2 小匙,醋 2 小匙,蘑菇粉 1/2 小匙,精盐 1/4 小匙。

【做法】

① 小黄瓜以精盐略腌,再以冷开水将精盐冲掉。

② 所有食材及调味料混合即可。

【降血脂功效】

小黄瓜水分多,是热量低且利水的食物,搭配大蒜的蒜素及辣椒的辣椒素,可以消除自由基,促进血液循环,提高新陈代谢速度。

三鲜烩冬瓜

【原料】海参段 100 克,蛤蜊 300 克,鲑鱼 100 克,冬瓜块 200 克,葱段 20 克,姜片 20 克,蒜末 20 克,辣椒片 30 克。酱油 1 小匙,白糖 1 小匙,蘑菇粉 1/2 小匙,水半杯。

【做法】

① 分别氽烫海参、鲑鱼、冬瓜,沥干备用。

② 炒锅加热,爆香葱、姜、蒜,加蛤蜊略炒,再加入其他食材及调味料烧煮。

【降血脂功效】

海参不含胆固醇;鲑鱼中所含的 DHA 和 EPA 可降低血脂,增加胆固醇排泄,预防动脉硬化;冬瓜水分多、热量低,具有利尿的作用。

第九章 高血脂并发症怎么吃

高纤蔬果汁

【原料】苦瓜 300 克，冬瓜 300 克，大黄瓜 400 克，芹菜 300 克，苹果 200 克，水 500 毫升。

【做法】

①苦瓜、冬瓜、大黄瓜、芹菜洗净并切小丁；苹果洗净、去皮并切小丁备用。

②全部材料放入榨汁机中打匀，倒入杯中加入冰块即可。

【降血脂功效】

芹菜富含膳食纤维，可减少胆固醇的吸收，促进胆固醇代谢；苹果中的果胶能调节生理功能并刺激肠胃蠕动，有效预防便秘。

甜椒鲔鱼

【原料】鲔鱼 300 克，红椒、黄椒各 70 克，蒜 2 瓣（切末），精盐 1/4 小匙，胡椒粉 1/2 小匙。

【做法】

①分别将鲔鱼、红椒、黄椒氽烫，沥干备用。

②将鲔鱼捣碎，加蒜末及调味料拌匀，盛盘。

③分别将红椒和 1/4 杯冷开水、黄椒和 1/4 杯冷开水加入榨汁机中打细。

④将榨好的汁淋于鲔鱼上即可。

【降血脂功效】

红、黄椒中含有丰富的维生素 C，可防止胆固醇氧化，搭配含维生素 E 丰富的鲔鱼，更可发挥高度抗氧化力，降血脂，促进血液循环。

水果茶

【原料】红茶 2 小匙，苹果丁 2 小匙，薄荷 6 叶，金橘 8 个，蜂蜜少许。

【做法】

①将金橘切开但不切断,榨汁后连皮一同备用。

②用热水冲泡红茶,约过2分钟再滤出茶汁。

③将茶汁与苹果丁、薄荷、金橘汁混合,最后加入蜂蜜。

【降血脂功效】

金橘含生物类黄酮,可帮助维生素C进行抗氧化作用,以中和体内有害的自由基,保护血管并维持弹性。红茶中有多酚类,可预防胆固醇氧化并降低血中胆固醇浓度。

五谷珍珠丸

【原料】高粱40克,紫米少许,糯米80克,荞麦40克,鱼浆150克,淀粉3小匙,蘑菇粉1/4小匙,米酒1/4小匙。

【做法】

①高粱、紫米、糯米、荞麦洗净后泡水沥干加2匙淀粉,再与蘑菇粉混合均匀。

②鱼浆中加1匙淀粉与米酒拌匀挤成丸状,裹上混合好的五谷,以中火蒸12分钟。

【降血脂功效】

紫米及荞麦都是富含纤维的主食,丰富的B族维生素有助于维持体力、促进代谢。可用海鱼自制鱼浆,其EPA、DHA可降低血液凝聚,预防血栓形成。

咖喱西兰花

【原料】西兰花150克(切小朵),青豆仁1大匙,大黄瓜段1条,胡萝卜丁3大匙,低脂牛奶3大匙,咖喱1大匙,冰糖1小匙,精盐1/4小匙。

第九章 高血脂并发症怎么吃

【做法】

①大黄瓜去皮,切块备用。西兰花、青豆仁、大黄瓜、胡萝卜丁分别氽烫,沥干备用。

②炒锅加热后加入调味料炒匀,再加入低脂牛奶及1杯水,然后加入其他材料炖煮至入味即可。

【降血脂功效】

咖喱含有姜黄素,是很强的抗氧化剂,可减少坏胆固醇过氧化及动脉粥状硬化形成。西兰花富含维生素C,可帮助降低胆固醇。